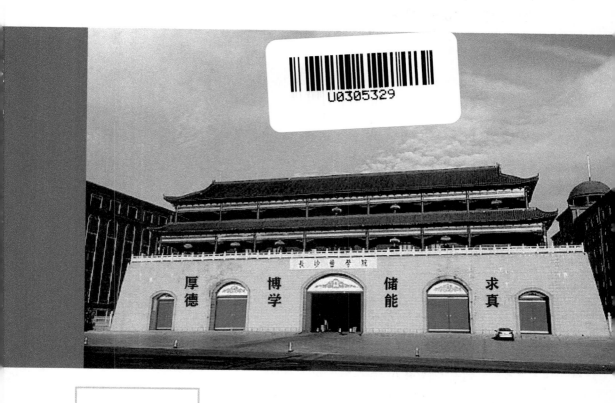

民族地区
基层全科医生培育研究

MINZUDIQU JICENG QUANKEYISHENG PEIYUYANJIU

何彬生　主编

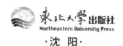

东北大学出版社
Northeastern University Press

·沈阳·

图书在版编目（CIP）数据

民族地区基层全科医生培育研究 / 何彬生主编. 一
沈阳：东北大学出版社，2020.12
ISBN 978-7-5517-2595-8

Ⅰ. ①民… Ⅱ. ①何… Ⅲ. ①医生－培养模式－研究
Ⅳ. ①R192.3

中国版本图书馆 CIP 数据核字（2020）第 249379 号

出　版　者：东北大学出版社
　　　　　　地址：沈阳市和平区文化路三号巷 11 号
　　　　　　邮编：110819
　　　　　　电话：024-83687331（市场部）83680267（总编室）
　　　　　　传真：024-83680180（市场部）83680265（社务部）
　　　　　　网址：http://www.neupress.com
　　　　　　E-mail：neuph@neupress.com
印　刷　者：广东虎彩云印刷有限公司
发　行　者：东北大学出版社
幅面尺寸：170 mm×240 mm
印　　张：14.25
字　　数：190 千字
出版时间：2020 年 12 月第 1 版
印刷时间：2020 年 12 月第 1 次印刷
责任编辑：杨　坤　　　　　　　　　　责任校对：周　强
封面设计：嘉禾工作室　　　　　　　　责任出版：周敏智

ISBN 978-7-5517-2595-8　　　　　　　　定　价：98.00 元

主编简介：

何彬生　长沙医学院校长、教授、博士生导师、十二届全国人大代表、十二届九三中央委员、第七届九三湖南省委副主委、第三届和第四届湖南中华职教社副理事长。

本书系 2015 年湖南省社会科学基金项目立项课题"民族地区基层全科医学卫生人才队伍培养模式与路径选择研究"的研究成果（课题编号：15YBA035）

《民族地区基层全科医生培育研究》编委会

主　编　何彬生

副主编　何建军　罗怀青　周启良

编　委　（按姓氏笔画排序）

王　斌　邓明丽　孙　丹

宁　琼　朱　艳　李　琴

李勇平　陈　伟　陈文瑶

陈丹娜　周建兰　隗　宁

曾昭伟

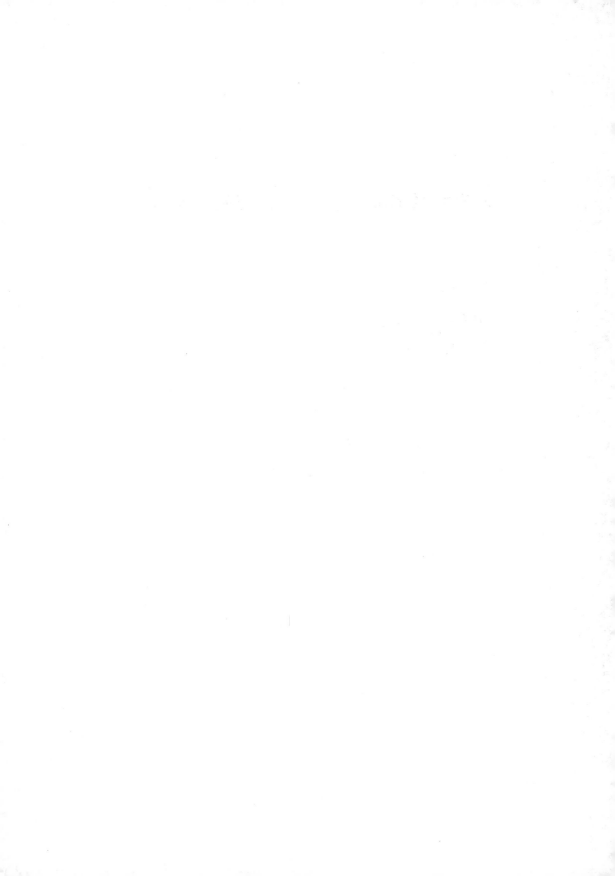

走中国特色的基层全科医生培育之路

——以长沙医学院为例（代序）

何彬生

培养一大批"下得去、留得住、用得上、干得好"的高素质基层医疗卫生人才，是党的十八大以来，以习近平同志为核心的党中央深入推进医疗卫生体制改革，实施全民健康战略的重大举措，也是改善民族地区医疗卫生状况，促进民族地区经济社会繁荣发展的一项重点工程。

在 2014 年的全国"两会"上，我作为十二届人大代表，曾提出了《关于加快我国全科医生培养步伐，缓解"看病难、看病贵"的建议》的议案（十二届全国人大一次会议第 1774 号）。在议案中，我提出，抓好乡村医疗卫生人才培养，加强基层医疗卫生服务队伍建设，加快建立乡村全科医生的培养制度，对现有乡镇医学生毕业后通过继续教育等途径培养全科医生，是落实 2010 年国家发展改革委员会、卫生部、教育部等 6 部门联合印发的《以全科医生为重点的基层医疗卫生队伍建设规划》（以下简称《规划》）的核心内容。《规划》指出，到 2020 年，要通过多种途径培养 30 万名全科医生，这对坚持为地方医学服务的医学院来说是良好的机遇，也是严峻的挑战。

随着城市社区建设和对医疗卫生服务的迫切需求，全科医生已成为乡村紧缺的医学人才。全科医学作为一门"年轻"的学科，在我国 20 余年的发

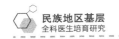

展过程中,得到了各级政府部门的重视和支持,但作为高学历服务大众城市医疗的全科医生,无法适应乡镇基层医疗服务,与社会发展及居民基本医疗卫生服务的需求相比,差距仍然很大。新医改的实施为高等医学院校的教育改革提出了明确的要求:建立和健全多层次的全科医学教育人才培养体制,培养既符合国家卫生事业发展政策又适应社会主义市场经济需要的高素质的全科医学人才,以更好地服务社会、服务基层广大人民群众。目前各高校临床医生的培养多数仍沿用传统的生物医学培养模式,但如果全科医学教育只是对现有的教学内容、方法简单增设,那么在实际工作中就不能满足基层居民卫生服务全方位的要求,无法胜任社区卫生工作。因此,全科医学教育不应该是临床医学教学的简单转化,它是以病人和家庭为服务对象,以社区为中心的集预防、诊疗、护理、康复、健康教育和计划生育指导等"六位"一体的教育,必须采用现代"生物—心理—社会"医学模式的教育方式,才能培养真正的全科医生。

高等医学院校应该积极参与地方卫生事业改革与发展,以促进地方医疗卫生事业发展为己任,大力拓展全科医学教育的发展空间。要大胆创新全科医学教育模式,遵循教育教学规律,客观分析在生物医学模式下,以学科和课程为导向的医学教育模式对全科医学人才培养的可行性,在医学本科教育中促进学生早期接触临床,强调全科医学知识学习,有利于增加医学生更好地运用整体医学的思维模式解决健康问题。加强全科医学教育研究,在全科医学与社区卫生服务之间寻找最佳切合点,充分利用地方丰富的医疗卫生资源,努力取得社会支持和经费资助,以促进全科医学教育的持续和深入发展。

根据国家卫生和计划生育委员会《对十二届全国人大一次会议第1774号建议的答复》(卫计生健函〔2013〕126号)文件的精神,长沙医学院秉承中华传统医学"大医精诚"医德、仁爱、仁心、仁术的千古医德传统,发扬毛泽东时代农村赤脚医生的惠民服务精神,在承袭千年医脉的基础上,在新的历史条件下,以"文化根、民族魂、中国梦"为主旋律,在开展创建"非遗"传承学校和实践基地的办学中,把培养"下得去、留得住、用得上、干得好"的高素质基层全科医生作为自己的人才培养目标和定位。长沙医学院自1989年建校以来培养了数万名全科医生,形成了万名全科医生成农民"保护神"的壮观局面,获得了广泛的社会赞誉,为解决农民"看病难、看病贵"等问题走出了一条新路。

本书编写组以民族地区为重点,针对民族地区的特点,介绍"五个对接":

一要针对当前我国城乡社区医疗卫生事业对全科医学、社区护理等方面人才的迫切需求,积极探索全科医学人才培养的目标、途径和机制,建立和完善相关配套政策,使全科医学人才培养目标真正落到实处,实现培养目标对接。

二要针对现行城乡社区医疗卫生队伍不能满足人们需要的现状,认真开展全科医学本科教育教学计划与课程设置研究,将对医学生开展的全科医学知识与技能教育作为一项基本任务,推进医学人才培养模式的改革与创新,实现课程体系对接。

三要针对当前城乡社区医疗网点建设中遇到的医疗技术上的难点和关键问题,结合农村和城市社区教学案例,开展启发式、讨论式教学改革,探索以问题为中心教学方法的应用,为培养高素质的全科医生人才队伍,在医学教学改革中闯出一条新路,实现教学方式对接。

四要针对过去把医学实习基地重点放在城市大医院的状况,面向农村和城市社区,加强全科医学实践基地建设,使医学院校的培养模式改革创新

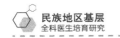
与基层医疗单位的体制机制改革得到双向互动,实现学校与基层医疗单位改革的对接。

五要针对医学毕业生与社会需求脱节的现象,采用毕业生与社区医疗机构无缝对接与农村现在医师轮流进行培训相结合的办法,为造就一支为城市社区和9亿农民看好病的高素质应用型复合型医疗卫生队伍,找到具体的方法和途径,实现毕业生与农村基层社区就业对接。

为了全面落实这五个"对接"的要求,学校推出了"五项改革":

一是突出以教学质量核心地位为中心的综合教学改革。

多年来,长沙医学院以探索全科医学为特色,着力为城市社区和农村乡镇医疗卫生机构培养"下得去、留得住、用得上、干得好"的基层全科医生,产生了良好的社会影响。为了做强做出特色,我们以全国医学教育改革工作会议精神和《本科医学教育标准》为指导,根据地方行业对应用型人才培养的要求,创新人才培养模式;按照医学与人文相通、博学与专精兼取、理论与实践并重的教育思想,优化人才培养方案;试点"1＋2＋2"与"2＋1＋1＋1"两种人才培养模式,深化教学内容、教学方法改革。近几年来,各院(系、部)广泛采用启发式、讨论式、研究式等教学方法,部分内容(如诊断学、内科学)采取以问题为中心的PBL教学法,部分课程(如病理、生化、诊断学、内科学、外科学、妇产科、儿科学、神经病学、传染病学、急诊)采用案例导入式的CBL教学法。培养学生批判性思维,使受教育者获得提出问题、分析问题和解决问题的能力。中医学、针灸推拿学专业,将中医经典理论与中国传统文化、中医辨证思维实验教学有机结合,促进医学与人文融合,从而提升学生的综合素质。

与此同时,积极改革实验教学。结合专业特点,面向医疗、生产实际增加综合性、设计性、创造性实验50多个;加大实验室开放力度,为学生创新实验、毕业论文(设计)提供保障,为教师科研、产品开发、服务社会提供实验条件。改革考试方式,近几年实现了各专业的网络化考试,积极与计算机、网络考试软件开发组交流与配合,及时向开发组反馈考试过程。学校从上到下层层落实,强化教学质量监控,形成了一个完整有序的质量保障体系。

二是打造以高素质师资队伍建设为中心的人才制度改革。

首先,学校根据市场需求科学设置专业。全校已拥有临床医学、护理、公共卫生、药学、外语、计算机、管理、政治教育、国际教育、人文传媒等 18 个院(系、部)。学校教师专兼职相结合,学科齐全,师资雄厚,独具特色。由于实行专家治校,大师执教,学校先后开创了一批品牌专业和品牌课程。如:学科中的临床医学和护理学,课程中的解剖学、生理学、药理学、诊断学、外科学、针灸学、护理学基础等,均在全国同类院校中出类拔萃。

其次,建立好人才选拔管理机制,进一步加强师资队伍建设。以绩效分配改革为抓手,以客观评价为手段,以"教学好、科研好、管理好、服务对象满意"为鲜明导向,为人才队伍建设注入不竭动力。要把握和处理好五个关系,即内部培养与外部引进、团队建设与个人成长、重点发展与整体推进、资源投入与绩效产出、改革发展与和谐稳定等五个关系。从内部培养和外部引进与联合两个方面来全面加强人才工作。一是要进一步加强内部人才培养。培养造就一批包括学术技术带头人、享受国务院政府特殊津贴专家高层次技术人才;二是要加强外部引进与联合,聘请国内外知名专家为学校客座教授、兼职教授,引进一批"百人计划"专家和海归学者。

最后,搭建好人才成长平台。学校办学条件日益完善,新建了临床、护理、中医、生命科学等实验楼群,并配备价值 1 亿多元的现代化教学仪器设备。部分实验室和仪器设备已处于国内各医学院校先进水平,且完善教学监督体制。让学生参与选择教师,定期组织学生对教师的教学方法、讲课效

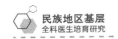
果等进行考评,充分调动教与学双方的积极性。实现教育者与被教育者的良性互动,从而极大地提高了教育教学质量。学校现已先后拥有"国家级特色专业"、"省级特色专业"、"省级重点建设学科"、"省级示范实验室"、"省级精品课程"、"省级优秀教学团队"和"省级优秀实习基地"等一大批国家和省级质量工程项目。

三是开展以科技兴校为中心内容的科技体制改革。

为此,学校在深化教学改革的同时大力开展了科技兴校活动,从五个方面加大了工作力度。

第一,学校积极引导广大师生参与教学改革理论研究和实践探索,努力提高教学水平。据统计,近几年来,长沙医学院教师校级教改立项653项,省级教改立项52项,发表教改论文1601篇,校级教学成果奖81项,省级教学成果奖14项。

第二,积极开展教学竞赛活动。近几年来,学校每年组织中青年教师讲课比赛、多媒体课件大赛、教案比赛,推动广大教师自觉加强教学技能训练,不断提高教师的整体教学水平。获省级教学奉献奖2项,省级课堂教学竞赛二等奖7项、三等奖11项,省级青年教学能手特等奖1名、一等奖5名,省级教学技能水平竞赛二等奖3项,省级优秀实验室(实训)教师2名,全国多媒体课件大赛高教医学组二等奖1项、三等奖2项,第二届全国英语口语测评大赛社会组二等奖1项,第四届全国高等医学院校青年教师教学基本功比赛三等奖2项,校级课堂教学比赛一等奖15项、二等奖28项、三等奖54项,校级教案比赛一等奖8项、二等奖20项、三等奖32项,校级多媒体课件大赛一等奖3项、二等奖8项、三等奖12项。

第三,大力实施大学生研究性学习与创新性实验计划。在全校申报的众多大学生研究性学习与创新性实验计划项目中,组织专家严格审核,批准立项了校级项目,组织积极申报省级、国家级大学生创新创业训练计划。近几年来校级立项335项、省级立项147项、国家级立项12项。在湖南省教育厅举办的学生创新实验成果展暨创新论坛中,长沙医学院有7件作品入围并参加大会交流。

第四,引导院系积极申报教育质量工程建设项目,建立了省级大学生创新训练中心和药学类专业校企合作人才培养省级示范基地。

第五,加强了实验室建设,规范了实验教学。按照"十二五"实验室建设规划和《长沙医学院关于进一步加强本科实验教学工作的若干意见》,学校投入大量资金,新建的实验楼群全面投入使用,学校实验教学条件得到明显改善,实验室用房面积大大增加,布局更为科学合理,教学场所、师资队伍、教学仪器以及大部分实验室基本上能满足实验课教学的需要,有力地保障了科研工作的持续深入发展。

四是突出以自身特色和优势为中心的内涵建设改革。

为此,学校紧紧抓住办学理念、价值取向、人才培养方式、学科专业建设与科学研究、管理机制、教育风格、师生精神面貌等方面的一系列相对稳定的特性等问题,坚持以市场为导向,在学校专业的开设、课程的设置及学生的培养方向上面向市场、紧贴市场。随着经济发展的情况和市场需求的变化,及时作出调整改革,办出自己有特色的主打专业、创新专业、对接设置与市场零距离的专业,充分发挥比较优势。学校因地制宜,选择最具本校优势的领域及项目加以重点培养,形成自己的鲜明特色;大力加强与社会的联系,构建学校与社会紧密相连、和谐发展的新体系。

学校紧密结合社会人才需求,调整优化学校专业设置,拓展专业口径,使专业设置及专业方向更好地适应社会对人才培养的需要,巩固学校学科的专业优势,着力培育医学品牌专业。以"教学质量工程"及建设教育强省

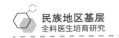
为契机,通过重点培育、加大建设、强化优势、突出特色,将现有的临床医学、医学检验、药学、护理学等本科专业建设成省内外具有较高影响度和示范性的品牌特色专业。加强对新办专业的建设和管理,确保经费的投入,积极做好新专业评估及专业学位点的评审工作,使各新办专业的建设成为合格专业并办出自身水平和特色。"十三五"期间,在现有专业的基础上新增设相关交叉学科本科专业5～6个,逐步取消或萎缩不适用市场需求的专业,培养4～5个水平较高、优势明显的本科专业。

学校新建的第一附属医院是经国家卫生部备案,湖南省卫生厅直管的集医疗、预防、保健、教学、科研于一体的大型非营利性的综合性医院,是中国人民解放军总医院(301医院)远程会诊合作医院,省、市、县医保和居民医保定点医院,是长沙市(含望城、宁乡、浏阳、岳麓区、高新区)新农合定点医院。医院按三级甲等医院建设标准整体规划建设,面向广大城乡百姓服务,总建筑面积达16万平方米,开设床位800张。布局有门、急诊综合大楼,医疗大楼,住院大楼,各项医疗设备一应俱全,具有省级大型医院一流的诊治条件,医院设备齐全、资源利用率高,同时为学校临床教学质量的提高和见习、实习的需要提供了充分的保障,随着学校投资达38亿的第一附属医院综合大楼的建成,将提供给学子更多更好的实习基地和就业平台。

五是坚持以社会主义核心价值为引领的思想政治教育体制机制改革。

为此,学校始终坚持社会主义核心价值体系教育,坚持质量立校、突出特色、开拓创新、追求卓越、育人为本,秉持着一切为了学生、为了学生一切、为了一切学生的原则,把社会主义核心价值体系教育与弘扬"厚德、博学、储能、求真"的校训精神,发扬"和谐奋进、明理创新、勤俭自强、济世惠民"的长医精神相结合,全面贯彻党的教育方针,坚持立德树人,加强社会主义核心价值体系教育,弘扬中华优秀传统文化,形成爱学习、爱劳动、爱祖国教育活动的有效形式和长效机制。在教育教学工作中不断提升创新精神、实践能力,增强学生社会责任感和使命感。通过不断规范制度,加强学风建设;培育校园文化,引领学风建设;丰富课外活动,促进学风建设;广泛创先争优,推动学风建设;弘扬高尚师德,引导学风建设;宣传典型学生,带动学风建设。教育学生自主、自立、自强、敢于担当,逐步形成勤奋好学、积极进取、脚踏实地、不懈追求的优良学风。

把"三严三实"贯穿到学校各项工作中去,建立健全教育宣传、制度建设、不端行为查处机制三落实、三公开,创造性开展丰富多彩的学风建设活动。严格考风建设,严抓考试作弊行为。严厉查处违反校纪校规的行为,控制偶发事故的发生率,力争确保全校师生重大安全事件发生率为零,学生违纪率低于 5%。狠抓学生到课率,其中本科生到课率不低于 95%,专科生到课率不低于 90%。大力开展社会实践活动,重视社会实践基地建设,争取在参与规模和影响力上有大的突破。建立大学生社会实践保障体系,探索实践育人的长效机制。健全少数民族学生的管理办法,确保少数民族学生平安稳定、团结和谐。

本书编写组在认真总结长沙医学院多年来改革成果的基础上,撰写了《民族地区基层全科医生培育研究》一书。全书共分 5 个章节。

第 1 章导论,对本课题研究的民族地区基层全科医生的内涵和外延进行了科学界定,并就民族地区基层全科医生培育的重要价值以及国内外研究现状进行了综述。

第 2 章民族地区基层全科医生的培育现状,从四个方面对民族地区基层全科医生培育取得的重要进展、民族地区基层全科医生培育面临的瓶颈、民族地区基层全科医生培育瓶颈制约的原因、健康乡村背景下民族地区基层对全科医生的渴望,一一进行了深入细致的剖析,并提出解决问题的思路框架。

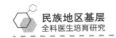
第 3 章民族地区基层全科医生培育的主要模式,从深化教育教学改革的视角,有针对性地对民族地区基层全科医生培育模式的形成、民族地区基层全科医生培育模式的内涵、民族地区基层全科医生培育模式的特点、民族地区基层全科医生培育模式的作用进行了科学的探索与思考,并总结出了一系列有规律的可复制可推广的经验和做法。

第 4 章民族地区基层全科医生培育的路径选择,以问题为导向,针对民族地区基层全科医生培育中存在的短板,提出了四项举措,即补足民族地区基层全科医生之钙、学好民族地区基层全科医生之知、强化民族地区基层全科医生之能、锻造民族地区基层全科医生之风。

第 5 章他山之石,可以攻玉,从全球的视野,较系统地介绍了澳大利亚、日本、美国、法国等国家在培育全科医生方面的一些有益的经验和启示,对我国民族地区培育基层全科医生有一定的借鉴作用。

全书以习近平新时代中国特色社会主义思想为指导,紧贴民族地区的实际,坚持走中国特色的基层全科医生之路,把民族地区基层全科医生的培育与实施全民健康战略紧密结合起来。

党的十八大以来,习近平总书记高度重视人民健康安全,发表了一系列关于保障人民健康的重要论述。2016 年,习近平总书记在江苏调研时曾指出,"没有全民健康,就没有全面小康"。满足人们对于健康的新期盼,推进健康中国建设成为习近平治国理政的重大战略,也是党和国家实现全面建成小康社会目标的重大方针。2016 年 8 月,习近平总书记主持中共中央政治局会议,审议通过《"健康中国 2030"规划纲要》,提出要以提高人民健康水平为核心,为保障人民健康作出制度性安排,为未来十五年推进健康中国建设提供了行动指南。"健康中国"的提出,表明党和国家把人民健康提到新的高度,树立大健康观念,倡导健康文明生活方式、强健的体魄是身体健康的基础。习近平总书记强调,推进健康中国建设要以普及健康生活、优化健康服务、完善健康保障、建设健康环境、发展健康产业为重点,要倡导健康文明的生活方式,树立大健康的观念。

习近平总书记强调,没有全民健康,就没有全面小康。一个人的健康,关系一个家庭的命运;14亿多人的健康,决定一个国家和民族的前途。"十二五"期间特别是党的十八大以来,我国卫生与健康事业取得巨大成就,人民群众健康水平显著提高,为实现"人人享有基本医疗卫生服务"的目标夯实基础。党的十八届五中全会首次提出推进健康中国建设。"健康中国"的新蓝图,凝聚着政府、社会和人民群众的共同理想。人人健康,人人幸福,是时代的呼唤,也是百姓的期盼。

要全民健康,民族地区是关键。民族工作是党和国家的一项重要工作。党的十八大以来,民族工作坚持团结奋斗、共同繁荣的主题,坚持惠民生、促发展的宗旨,秉承民族平等、团结、发展、繁荣的原则,和睦相处、和衷共济、和谐发展成为民族工作的新声。随着国际国内形势的发展,经济步入新常态,习近平总书记深入研究党和国家事业发展对民族工作提出的时代命题,深刻思考新形势下加快少数民族和民族地区发展的根本大计,做出了一系列重大决策部署,提出了富有创见的新思想,为民族工作作出了新的贡献。

习近平总书记在不同场合多次强调"我国是统一的多民族国家,民族工作关乎大局","处理好民族问题,做好民族工作,是关系祖国统一和边疆巩固的大事,是事关民族团结和社会稳定的大事,是关系国家长治久安和中华民族繁荣昌盛的大事"。坚持马克思主义基本理论与中国实际的结合,坚持国际形势与国内实际的结合,坚持稳定与发展的结合,坚持把维护民族团结和国家统一作为民族最高利益,坚持民族地区发展与实现"两个一百年"奋斗目标的结合,把民族工作提升到一个新的高度。

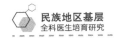
　　本书在编写过程中紧扣 2015 年湖南省社会科学基金项目立项课题"民族地区基层全科医学卫生人才队伍培养模式与路径选择研究"(课题编号：15YBA035)的预期研究目标、研究内容和研究方法。经过从实践到理论，再从理论到实践的反复，形成了本课题的研究成果。在编写过程中得到了湖南省哲学社会科学规划基金办公室相关专家和课题评委的指导和帮助，在此特致谢忱。

　　由于时间、条件和水平的限制，本书难免有这样那样的缺点和疏漏，敬请领导专家和社会有识之士批评指正，以推进本课题的研究进一步提向新的水平。

何彬生

2020 年 6 月 30 日

目　　录

（CONTENTS）

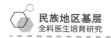
第一章　导　　论

第一节　民族地区基层全科医生的界定

一、全科医生

全科医生（general doctor），又称家庭医师或者家庭医生，是健康管理服务的主要提供者。全科医生具有独特的态度、技能和知识，使其具有资格向家庭的每个成员提供连续性和综合性的医疗照顾、健康维持和预防服务，一般是以门诊形式处理常见病、多发病及一般急症的多面手。全科医生和其他医生在服务宗旨与责任、服务内容与方式上都不同。

在服务宗旨与责任方面。专科医疗和全科医疗负责健康与疾病发展的不同阶段。专科医疗负责疾病形成以后一段时期的诊治，其宗旨是根据科学对人体生命与疾病本质的深入研究来认识与对抗疾病。当遇到现代医学无法解释或解决的问题时，专科医疗就不得不宣布放弃其对病人的责任。在这种意义上，专科医生类似于"医学科学家"，即充分体现了医学的科学性方面。由于专科医疗强调根除或治愈疾病，可将其称之为治愈医学（cure medicine）。全科医疗负责健康时期、疾病早期乃至经专科诊疗后无法治愈的各种病患的长期照顾，其宗旨关注的中心是人而不是病，无论其服务对象有无疾病（disease，生物医学上定位的病种）或病患（illness，有症状或不适），全科医疗都要为其提供令人满意的照顾，即它对自己的"当事人"具有不可推卸的责任。因此，全科医师类似于"医学服务者"与"管理者"，其工作遵循

"照顾"的模式,其责任既涉及医学科学,又延及与这种服务相关的各个专业领域(包括医学以外的行为科学、社会学、人类学、伦理学、文学、艺术学等),其最高价值既有科学性,又顾及服务对象的满意度,即充分体现了医学的艺术性方面。此外,随着社会进步和民众健康需求的增加,基层医疗的公平性、经济性与可及性日益显现,于是关于经济学的考虑也成为全科医疗中重要的价值之一,这更体现了医学的公益性。

在服务内容与方式方面。专科医疗处于卫生服务的金字塔的上部,其所处理的多为生物医学上的重病,往往需要动用昂贵的医疗资源,以解决少数人的疑难问题。其方式为各个不同专科的高新技术。全科医疗处于卫生服务的金字塔的底层,处理的多为常见的健康问题,其利用最多的是社区和家庭的卫生资源,以低廉的成本维护大多数民众的健康,并干预各种无法被专科医疗治愈的慢性疾患及其导致的功能性问题。这些问题往往涉及服务对象的生活方式、社会角色和健康信念。

2011 年 6 月温家宝主持召开的国务院常务会议,决定建立全科医生制度。会议指出,全科医生是综合程度较高的医学人才,主要在基层承担预防保健、常见病多发病诊疗和转诊、病人康复和慢性病管理、健康管理等一体化服务,被称为居民健康的"守门人"。[1]由此可见,全科医生是指接受全科医学训练、执行全科医疗的卫生服务提供者,为个人、家庭和社区提供优质、方便、连续、综合和个性化的医疗服务,并进行生命、健康与疾病全方位负责式管理的医生。[2]

---

① 国务院.国务院关于建立全科医生制度的指导意见[EB/OL].(2011-07-07)[2018-12-11]http://www.gov.cn/zwgk/2011/07/07/content_1901099.htm.

② 何媛媛,李军山,操文婷.分级诊疗模式中全科医生制度建设研究[J].卫生经济研究,2018(3):48-50,54.DOI:10.14055/j.cnki.33-1056/f.20180302.008. HE Y Y,LI J S,CAO W T. Study on the construction of general practitioners system in the graded system of diagnosis and treatment[J]. Heal Econ Res,2018(3):48-50,54. DOI:10.14055/j.cnki.33-1056/f.20180302.008.

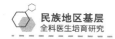
二、基层

基层的本义指的是设在面层以下的结构层。主要承受由面层传递的荷载，并将荷载分布到垫层或土基上。商务印书馆出版的《现代汉语词典》（第7版）中"基层"一词的解释是："各种组织中最低的一层，它跟群众的联系最直接。"①由此可见，"基层"一词来自行政体制管理，是从行政区划和地方组织法中衍生出来的。行政区划是"行政区域划分"的简称，它是指统治阶级为便于管理，兼顾地理条件、历史传统、风俗习惯、经济联系、民族分布等因素，把国家领土分成层次不同、大小不等的若干区域的制度。

中华人民共和国行政区域划分为省级行政区、县级行政区、乡级行政区三个级别；中国行政区划分为省、县、乡三级，详细实行如下原则：

（一）全国分为省、自治区、直辖市；

（二）省、自治区分为自治州、县、自治县、市；

（三）县、自治县分为乡、民族乡、镇。直辖市和较大的市分为区、县。自治州分为县、自治县、市。自治区、自治州、自治县都是民族自治地方。国家在必要时得设立特别行政区。

按照《中华人民共和国宪法》和《中华人民共和国地方各级人民代表大会和地方各级人民政府组织法》的规定，基层在农村，是指乡、民族乡、镇一级；在城市，是指不设区的市、市辖区一级。不难看出，我们所讲的一般意义上的基层是指县级行政区划以下的行政管理单位。

三、民族地区

民族（nation）是指经长期历史发展在文化、语言、习俗等方面与其他人

---

① 中国社会科学院语言研究所词典编辑室.现代汉语词典》[M].第7版.北京：商务印书馆,2016.

群在客观上有所区分的群体。历史的原因使一个国家可以有不同民族，一个民族可以生活在不同的国家里。现代的民族概念可以指国族、族群等，例如中华民族、美利坚民族等为国族概念，而汉族、彝族等为族群概念。

我国是一个多民族的国家，历史上经历了三次大的融合过程。

第一次大规模融合：华夏四夷融合为汉族。西周建立后，周人自认为是夏朝的继承者，于是称呼自己为"夏人""华夏"，分封到了中原的诸侯国统称为"诸夏"。周人建立了周朝后，就将分布在四周的民族叫作"东夷""北狄""西戎""南蛮"，统称为"四夷"。华夷之辨的民族关系就形成了。春秋时期，随着各国进行了长期的争霸战争，使得"四夷"和华夏产生了大规模的融合现象。秦国不断和西戎斗争，吞并了大量的戎族国家；晋国不断进攻北狄；齐国吞并了莱国等东夷国家。这种吞并现象让"四夷"融入了华夏文明。在南方，楚国、吴国、越国大量吸收了华夏文化，也不断融入了华夏体系。

第二次融合：五胡入华。魏晋时期，北方的匈奴、鲜卑、羯、羌、氐等游牧民族开始大规模进入中原地区，形成了第二次大规模的民族融合。西晋末期，这些少数民族发动了"永嘉之乱"，导致西晋灭亡。西晋灭亡后，产生了两个重要民族融合趋势，一是晋室南迁，衣冠南渡。大量的汉族迁徙到了东南地区，加速了和百越民族的融合。二是北方游牧民族迁入北方地区，他们不断吸收汉族的文化习俗，开始汉化。东晋时期，北方出现了"十六国"的战乱，但是也有许多民族在学习汉族的文化。南北朝时期，鲜卑族拓跋氏统一了十六国，建立了北魏，北魏的胡太后和孝文帝大力推行了全面的汉化政策，使得鲜卑族和进入中原的其他民族逐渐融入了汉族。

第三次融合：中华民族的形成。唐朝灭亡后，汉族的势力范围就基本局限于长城之南。然而，东北的民族又一次强大了起来。契丹族在东北建立了辽国。辽国推行了南北院制度，以汉治汉，以夷治夷，取得了较好的效果。

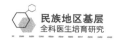
辽国也不断吸收汉文化,最终契丹族也逐渐汉化了。辽国灭亡后,西辽国就在西域推行汉文化。金国灭了辽国、北宋后,占据了中原地区,大量的女真族迁徙到中原。经过几十年、上百年的融合,到蒙古灭金的时候,汉族和中原的女真族已经没有了区别,统称为"汉人"。13世纪,蒙古兴起,建立了空前辽阔的元朝。蒙古在入主中原时也在学习中原文化,元朝消灭南宋时期的割据局面,也为民族统一创造了条件。明朝在西南地区取得了空前的成功,朱元璋大力推行了向西南地区移民驻扎军队的政策,加速了西南地区的改土归流,使得云贵地区逐渐纳入了汉文化地区。清朝建立后,废除了明朝推行了"华夷之辨",认为汉族和周边的各族都是中国的民族。清朝第一次在外交上使用中国为国名,奠定了中国的法理基础。清朝开疆拓土,基本统一了东亚大陆,为现代中国的疆域奠定了基础。清朝入关后,满族积极学习汉族文化,到了清朝后期,满族已经和汉族没有多大的区别。于是乎,清末的梁启超提出了中华民族的概念,革命派如孙中山则提出了"五族共和"的思想。

但是在民族融合的过程中,少数民族居住在祖国的边疆的大格局始终没有改变。出于历史和现实的原因,1949年《中国人民政治协商会议共同纲领》中明确规定:"各少数民族聚居的地区,应实行民族的区域自治。"后来,民族区域自治又明确载入历次宪法,成为我国的一项重要政治制度。民族区域自治制度,是指在国家统一领导下,各少数民族聚居的地方实行区域自治,设立自治机关,行使自治权的制度。民族区域自治制度是我国的基本政治制度之一,是建设中国特色社会主义政治的重要内容。民族区域自治制度就是在统一的祖国大家庭里,在国家的统一领导下,以少数民族聚居的地区为基础,设立自治机关,行使自治权,自主地管理本民族、本地区的内部事务,行使当家作主的权利。

民族地区,是指少数民族聚居区,或者说,就是指民族自治地方。我国的民族地区,包括广西、内蒙古、宁夏、新疆、西藏5个自治区30个自治州120个自治县(旗)和1200多个民族乡。界定民族地区的主要标准是民族人口的聚居程度和民族实施自治的情况。民族地区包含两个要素,一个是行政、社会角度的"区域"要素,一个是人口、身份角度的"民族"要素。[①]

综上所述,民族地区基层全科医生,就是在少数民族聚居区的县级以下的行政区域内为个人、家庭和社区提供优质、方便、连续、综合和个性化的医疗服务,并进行生命、健康与疾病全方位负责式管理的医生。

第二节 全科医生培育现状问题的提出

"全科医生"对于国内很多居民来说还是全新名词,但事实上,我们早有接触。在城市社区医院和广大农村的卫生院(所),很多医生都可以说是实际意义上的全科医生,他们不仅承担着基层常见病多发病诊疗和转诊、公共卫生、预防保健等一体化服务,还为个人和家庭提供医疗卫生服务。全科医生主要承担预防保健、常见病多发病诊疗和转诊、病人康复和慢性病管理、健康管理等一体化服务,定位为居民健康的"守门人",也是完成我国分级诊疗中"首诊在基层"的主力军。

2011年国务院下发《关于建立全科医生制度的指导意见》(国发〔2011〕23号),李克强总理在政府工作报告中明确要求加强、加快全科医生培养,推进全科医生制度建设。习近平总书记在党的十九大报告中指出,要加强基

---

① 陈果,朱前星.民族地区中国共产党的执政道德概念解析[J].聊城大学学报(社会科学版),2015(6):104-109.

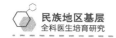

层医疗卫生服务体系和全科医生队伍建设,但从现有情况来看,配套体系尚不完善,学科建设相对滞后,全科医生队伍处于总体短缺状态。

社会需求旺盛与实际供给不足的矛盾。当前随着经济社会的快速发展,人民群众对卫生健康服务的需求越来越高,对健康服务的期望也逐步由"病后治疗救命"转向"无病先防、发病早诊早治",并呈现多元化、个性化发展趋势,因而供给能力不平衡不充分的瓶颈问题愈发明显。另外,截至2017年年末,我国60岁及以上人口达2.41亿,占总人口的17.3%,且老龄化速度呈明显加快趋势。同时,区域疾病谱也发生了重大变化,如以费县为例,2016年、2017年慢性病致死人数占总死亡人数的比例分别为86.8%、88.7%。老年人的健康管理、慢性病人的健康干预,以至全体居民的健康服务,都迫切需要"以疾病为中心"转向"以健康为中心"。承担这一任务的主力军,正是在社区和乡村服务的全科医生,因而这一群体数量严重不足、工作机制不完善的短板问题显得尤为突出。

高质量服务需求与低层次发展水平的矛盾。鉴于全科医生的职能,对其业务能力和综合素质的要求也要高于专科医生。但目前在基层的全科医生中,只有极少数是高校培养的"5+3"(5年本科、3年全科规培)全科医生,大多数是由专科医生通过转岗培训取得的岗位资格。而且,第一学历构成中以专科、中专为主,职称构成也大多集中在初级、中级,整体学历职称相比专科医生偏低。全科医生发挥作用的两个主要平台:一是家庭医生签约服务,目前与多数家庭签订的是免费服务包,服务项目有限;二是分级诊疗制度,相应的工作机制尚未完全建立起来,全科医生服务质量整体不高。

政府高度重视与医务人员积极性不高的矛盾。2011年,国务院印发《关于建立全科医生制度的指导意见》;2018年年初,国务院办公厅印发《关于改革完善全科医生培养与使用激励机制的意见》;各级也从行政指导、政策引导的角度出台了系列指导性意见。但是,由于基层全科医生属于新设专业类别,配套机制不完善,在实际收入、社会认可度上都要低于同级临床专科医生,造成医务人员从事全科医生的意愿不高。比如有的地方有专科医生参加了转岗培训但中途放弃,并且现有全科医生也多数从事临床专科岗位。①

人民健康是民族昌盛和国家富强的重要标志。民族地区受历史、交通、教育、文化等多重影响,健康水平一直不高,基层状况更是堪忧。习近平总书记在党的十九大报告中提出:经过长期努力,中国特色社会主义进入了新时代,这是我国发展新的历史方位。我们比历史上任何时期都更接近、更有信心和能力实现中华民族伟大复兴的目标。但是,中华民族伟大复兴,绝不是轻轻松松、敲锣打鼓就能实现的。没有全民健康就没有全民小康,更谈不上健康中国。不能解决民族地区看病难的问题,就谈不上乡村振兴。民族地区基层全科医生的培养在全面小康路上、在实现中华民族伟大复兴中国梦的征程中都具有重要作用。

一、民族地区基层看病难、看病贵

看病难、看病贵,特别是基层群众看病难、看病贵,一直是近年来影响公众改革获得感的重要因素。健康,作为幸福的先决条件,健康的价值,贵重无比。然而,基层特别是民族地区基层看病难、看病贵的问题依然没有得到很好的解决。

第一,卫生资源总体不足,结构不合理。我国人口占世界人口的22%,但卫生费用仅占世界卫生总费用的2%。在总量不足的同时,卫生资源结构明显不合理。一是预防资源与医疗资源失衡。长期以来,预防为主的方针

---

① 程守田.从基层视角看全科医生数量不足问题[J].学习时报,2018(6):12.

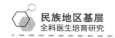
没有得到很好的落实,重治轻防,政府对公共卫生投入不足,公共卫生服务体系比较薄弱,服务能力有限,预防资源没有发挥应有的防病效益,一些重大传染病、地方病、职业病没有得到有效预防。二是城乡卫生资源分配不均。基层地区仍然存在缺医少药、因病致贫返贫现象。三是城市卫生资源配置不合理。卫生资源大多数分布在医疗领域,过度集中在大中型医院,基层社区缺少卫生资源。城市医疗机构区域分布不合理,重复建设现象严重。社区卫生服务机构条件差,没有合格的全科医生,城市居民得不到就近、便利、价格合理的医疗服务。

第二,城镇医疗卫生体制改革的一些环节偏离了公平原则和群众可承受的能力。我国2000年城镇医疗卫生体制改革的总体思路是同步推进城镇职工基本医疗保险制度、医疗卫生体制和药品生产流通体制三项改革。但在改革的实践中,由于配套政策措施没有跟上,改革举步艰难,很多方面没有到位,有的甚至出现了偏差。一些地方把产权改革作为城市医疗改革的核心内容,把医疗改革理解成政府甩包袱,将政府办的医院推向市场,断奶断粮,甚至一卖了之。由于财政补偿不到位,医院在市场经济的冲击下,偏离了正确的办院方向,公益性淡化,片面追求经济效益,医药费用增长过快,群众就医负担加重,公共卫生和基本医疗服务得不到保障。

第三,基层全科医生短缺。一是本身我国的全科医生就较少。在我国医生的人员结构方面,执业医师、注册护士等专业技术人员比例偏低,仅占到从业人员总数的三分之二左右,而全科医生只有6万名,只占执业医师总数的15%,国际上通常要占到30%～60%。二是基层医疗条件和待遇较差,对全科医生的吸引力不大,许多通过农村订单定向培训的医生服务期满后千方百计地调离基层。三是原有的村医普遍年龄偏大,没有接班人。

第四,优质医疗资源配置不足。这主要是指农村卫生院建设落后及城镇社区卫生服务发展滞后。这些卫生院大部分都欠债经营,职工收入低且无保障,卫生院的发展不能与社会发展同步,使不少农村群众长途跋涉、异地就医,增加了不少困难,同时加大了经济负担,导致了看病难。社区卫生服务发展滞后,也导致了群众小病都往大医院挤,进而使医疗费用增加。

由于中国经济发展的不平衡,首先是东中西部的不平衡,其次是城乡的不平衡。由于经济发展的不平衡,医疗资源和医疗条件也不平衡。而民族地区大都处在中国的中西部地区,在东部地区的则大都在基层,因而民族地区的基层看病难、看病贵的程度更加严重了。

二、没有全民健康,就没有全面小康

党的十九大指出:"人民健康是民族昌盛和国家富强的重要标志。要完善国民健康政策,为人民群众提供全方位全周期健康服务。"健康是促进人的全面发展的必然要求,是经济社会发展的基础条件,是决胜全面小康、建设社会主义现代化强国的重要前提,也是广大人民群众的共同追求。正如习近平总书记强调的:"没有全民健康,就没有全面小康"。

党的十八大以来,党中央以人民健康为中心,统揽全局,系统谋划,从党和国家事业全局出发,作出推进健康中国建设的重大决策部署,突出重点、立柱架梁,从民生关切着手,实施一系列利当前、惠长远的重大举措,推动医药卫生体制改革由易到难渐次突破。2016 年 10 月,中共中央、国务院印发《"健康中国 2030"规划纲要》,对实施健康中国战略进行部署。党中央、国务院共部署多项医改任务,同时,积极推广全民健身运动,增强人民体质。

首先,全面建成小康社会的出发点和落脚点就是要让老百姓过上好日子,就是要抓住人民最关心最直接最现实的利益问题,就是要想群众之所想、急群众之所急、解群众之所困。只有让人民群众满意了,让人民群众认可了,全面建成小康社会的目标才算真正实现了。我们的人民热爱生活,期

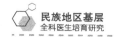
盼有更好的教育、更稳定的工作、更满意的收入、更可靠的社会保障、更高水平的医疗卫生服务、更舒适的居住条件、更优美的环境,期盼孩子们能成长得更好、工作得更好、生活得更好。全面小康一个不能少,人民群众要生活得更好,首先是身体健康,如果有人总是病病歪歪、亚健康状态,就不能说生活得好,从这点上说,全面健康是全面小康的前提。其次,在决胜全面小康的征程上,如果身体不佳、精神状态就不好,就无法做好工作。全面建成小康社会的目标,不是敲锣打鼓就能实现的,需要全体人民的共同奋斗,需要爬坡过坎,需要我们有健康的体魄、昂扬的斗志,才能在决胜全面小康中作出贡献。

民体康健,国运昌隆。一个人的健康,关系着个体乃至家庭的命运;全体人民的健康,决定着国家和民族的未来。学习贯彻党的十九大精神,推进健康中国建设,有利于进一步凝聚起攻坚克难的决心和信心,推动解决制约事业发展和国民健康改善的全局性、根本性和长期性的问题,为民族复兴的光荣梦想不断夯实健康之基。我们应当看到,一个拥有 14 亿多人口的国家,在人口增速放缓、老龄化日益迫近的新形势下,保证高素质、高质量劳动力人口的增加,是一项长期而艰巨的任务。因此,需要我们提高对全民健康概念的认识,积极倡导健康理念。①

2016 年 8 月 19 日至 20 日,全国卫生与健康大会在北京召开,习近平总书记在会上强调,没有全民健康,就没有全面小康。要把人民健康放在优先发展的战略地位,以普及健康生活、优化健康服务、完善健康保障、建设健康环境、发展健康产业为重点,加快推进健康中国建设,努力全方位、全周期保障人民健康,为实现"两个一百年"奋斗目标、实现中华民族伟大复兴的中国

---

① 贾清兰,王晓飞.没有全民健康 就没有全面小康[N].吉林日报,2017-11-13(5).

梦打下坚实健康基础。2016 年 10 月 25 日,中共中央、国务院印发《"健康中国 2030"规划纲要》,要求各地区各部门结合实际认真贯彻执行。至此,《"健康中国 2030"规划纲要》制定完成,并作为国家战略被大力推行。

2009 年《中共中央国务院关于深化医药卫生体制改革的意见》提出,要完善全科医师任职资格制度,健全农村和城市社区卫生人员在岗培训制度,鼓励参加学历教育,促进乡村医生执业规范化,尽快实现基层医疗卫生机构都有合格的全科医生。2010 年,我国提出到 2020 年培养 30 万名全科医生的目标。2011 年发布的《国务院关于建立全科医生制度的指导意见》进一步明确提出我国建立全科医生制度的总体目标:到 2020 年,在我国初步建立起充满生机和活力的全科医生制度,基本形成统一规范的全科医生培养模式和"首诊在基层"的服务模式,全科医生与城乡居民基本建立比较稳定的服务关系,基本实现城乡每万名居民有 2~3 名合格的全科医生,全科医生服务水平全面提高,基本适应人民群众基本医疗卫生服务需求。

习近平总书记在党的十九大报告中明确提出实施健康中国战略。人民健康是民族昌盛和国家富强的重要标志。要完善国民健康政策,为人民群众提供全方位全周期健康服务。深化医药卫生体制改革,全面构建中国特色基本医疗卫生制度、医疗保障制度和优质高效的医疗卫生服务体系,健全现代医院管理制度。加强基层医疗卫生服务体系和全科医生队伍建设。

2018 年 1 月国务院办公厅印发的《国务院办公厅关于改革完善全科医生培养与使用激励机制的意见》中指出:全科医生是居民健康和控制医疗费用支出的"守门人",在基本医疗卫生服务中发挥着重要作用。加快培养大批合格的全科医生,对于加强基层医疗卫生服务体系建设、推进家庭医生签约服务、建立分级诊疗制度、维护和增进人民群众健康,具有重要意义。

2016 年,时任世界卫生组织总干事的陈冯富珍女士说:"如果我从世界

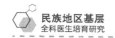
卫生组织总干事的位置上退下来,我将回到中国。我也想能在退休之后有非常好的全科医生照顾我的老年生活,小病可以不用去大医院,必要时再去大医院,这就是我的中国梦。"我们每个人也可以在推进健康中国建设的过程中,积极配合家庭医生签约制度,到居民区所属社区卫生服务中心和全科医生签约,今后若身体出现小毛病、一般性疾病时,包括普通慢性疾病在稳定期或轻度急性发作时,都不妨去找全科医生试试看,以我们自己的行动,共同促进全科医生队伍的发展,维护自己和家庭的健康。这样,全科医生才能成为每个人健康的"守门人",成为实现健康中国战略的主力军。①

三、全科医生与乡村振兴

习近平总书记于 2017 年 10 月 18 日在作党的十九大报告时指出,农业农村农民问题是关系国计民生的根本性问题,必须始终把解决好"三农"问题作为全党工作重中之重,实施乡村振兴战略。2018 年 1 月 2 日,中共中央、国务院印发了 2018 年中央一号文件,即《中共中央 国务院关于实施乡村振兴战略的意见》。2018 年 9 月,中共中央、国务院印发了《乡村振兴战略规划(2018—2022 年)》,并发出通知,要求各地区各部门结合实际认真贯彻落实。

《乡村振兴战略规划(2018—2022 年)》(以下简称《规划》)共分 11 篇 37 章。《规划》以习近平总书记关于"三农"工作的重要论述为指导,按照产业兴旺、生态宜居、乡风文明、治理有效、生活富裕的总要求,对实施乡村振兴战略作出阶段性谋划,分别明确至 2020 年全面建成小康社会和 2022 年召开党的二十大时的目标任务,细化实化工作重点和政策措施,部署重大工程、

---

① 迟春花."健康中国 2030"与全科医生队伍建设[J].领导科学论坛,2018(24):76-96.

重大计划、重大行动,确保乡村振兴战略落实落地,是指导各地区各部门分类有序推进乡村振兴的重要依据。

《规划》提出,到 2020 年,乡村振兴的制度框架和政策体系基本形成,各地区各部门乡村振兴的思路举措得以确立,全面建成小康社会的目标如期实现。到 2022 年,乡村振兴的制度框架和政策体系初步健全。探索形成一批各具特色的乡村振兴模式和经验,乡村振兴取得阶段性成果。到 2035 年,乡村振兴取得决定性进展,农业农村现代化基本实现。到 2050 年,乡村全面振兴,农业强、农村美、农民富全面实现。

要实现乡村振兴,村民健康是基本条件,可以说,没有乡村村民健康的身体条件做保证,完全意义上的乡村振兴是不能实现的,而全科医生正又是这个基础的保证。在基层,大力培养全科医生,实施健康扶贫工作。为此,2015 年教育部、国家发展改革委、国家卫生计生委、财政部、人力资源和社会保障部、国家中医药管理局联合印发了《关于进一步做好农村订单定向医学生免费培养工作的意见》(以下简称《意见》),对农村订单定向医学生免费培养工作作出了进一步部署。根据农村基层医疗卫生机构对全科医学人才的实际需求,《意见》提出将继续实施农村订单定向医学生免费培养工作,重点为乡镇卫生院及以下的医疗卫生机构培养从事全科医疗的卫生人才。

四、民族地区基层全科医生培养瓶颈

农村订单定向医学生是国家发展改革委、教育部、国家卫生计生委等决定,从 2010 年起,连续三年在高等医学院校开展免费医学生培养工作,重点为乡镇卫生院及以下的医疗卫生机构培养从事全科医疗的卫生人才。加强以全科医生为重点的基层医疗卫生队伍建设,对改善城乡居民健康水平和降低医疗费用具有重要作用,是健全基层医疗卫生服务体系、提高基层医疗卫生服务水平的基础工程,是缓解看病难、看病贵问题的基础环节,是实现

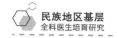
人人享有基本医疗卫生服务的基本途径。

免费医学生分 5 年制本科和 3 年制专科两种,以 5 年制本科为主,培养专业主要是临床医学、中医学(含民族医学,下同),培养工作主要由举办医学教育的地方高等学校承担。3 年制专科主要面向乡镇卫生院以下的医疗卫生机构和欠发达地区乡镇卫生院医疗卫生岗位,其培养、使用和支撑保障政策参照本科免费医学生有关规定执行。2014 年 4 月 8 日教育部办公厅发布《关于做好 2014 年中西部地区农村订单定向医学生免费培养工作的通知》,2014 年中央财政支持高等医学院校为中西部乡镇卫生院培养订单定向免费教育 5 年制医学生共计 5610 人,专业为临床医学、中医学、蒙医学、藏医学和维医学。2017 年 5 月 16 日,教育部办公厅发布《教育部办公厅关于做好 2017 年中央财政支持中西部农村订单定向免费本科医学生招生培养工作的通知》(教高厅〔2017〕3 号),2017 年中央财政支持高等医学院校为中西部乡镇卫生院培养订单定向免费 5 年制本科医学生共计 5810 人,专业扩展到临床医学、中医学、蒙医学、藏医学、维医学、哈医学和傣医学。

农村订单定向免费医学生为民族地区基层全科医生培养作出了巨大的贡献。2010—2017 年,中西部各省共招收定向医学生 56381 名。2018 年招收 6483 人,2019 年招收 6700 人。但是,我国民族地区区域广阔,条件艰苦,农村订单定向免费医学生的培养呈现以下问题:

政策具体内容的知晓率低,学生在报考前对政策具体内容的了解程度非常有限,对选择订单定向培养政策所享受的权利和应尽的义务不够清楚。被调查的订单定向学生中有 20% 不知道政策的具体内容。签约地与家乡所在地一致率将影响履约率。各省招生政策不同,导致各省的签约地为家乡所在地的情况不一,例如青海大学的学生是根据高考分数高低确定签约地,学生并不一定能够和家乡所在县签订合同。如果签约地不是家乡所在县,有可能会降低医学生毕业后履行合同到基层就业的概率,或者会增加其较早离开基层的可能性。

部分订单定向医学生的学习积极性和在校成绩均低于普通班学生。根据被访谈的教师和学生管理人员反映,订单定向医学生由于入学成绩偏低,或者家庭收入低等原因,一些学生有自卑心理。其表现为对于学校集体活动参与度低,学习积极性低,学习成绩低于普通班学生,并对自己的职业规划迷茫。这将会在很大程度上阻碍订单定向医学生学习和掌握必要的医学知识,进而可能降低日后为农村基层提供医疗卫生服务的质量。尽管各个院校都积极采取了应对措施,例如开展人文素质教育、心理辅导课、团队建设、面对面谈话和主题班会等活动,但效果有待评价。

基层医疗卫生机构带教能力需要增强。被调查的学生认为,基层的动手机会多,但是缺乏带教师资,影响他们职业技能的提升,难以适应基层岗位的需求。有的乡镇卫生院一个本科生都没有,大部分年长的医生也没有带教经验,应届毕业生往往需要承担初期临床诊疗的心理压力。[①]

第三节 民族地区基层全科医生培育的重要价值

民族地区缺医少药的情况依然突出,提升基层医务人员水平迫在眉睫。要实现乡村振兴,要实现全面小康,要实现中华民族伟大复兴中国梦,健康是基础,民族地区是重点区域。习近平总书记指出:实现全面小康,一个民族都不能少。实现民族地区的健康,就要从根本上解决基层缺医少药的问

---

① 胡丹,等.我国农村订单定向免费医学生培养成效及存在问题[J].中国卫生政策研究,2018(9):3.

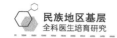
题,培养和留住一批能防、能治、能转的基层医生是关键,让他们不仅能够传播预防疾病知识,也能规范治疗常见病、多发病,还能在遇到重症患者时及时有效地向上级医院转诊。因此,全科医生的培养就具有重要价值。

一、培养全科医生是保障和改善民族地区基层居民健康的迫切需要

我国是一个拥有 5 个自治区、30 个自治州、120 个自治县(旗)和 1200 多个民族乡的国家。随着经济发展和人民生活水平的提高,民族地区居民对提高健康水平的要求越来越高。同时,工业化、城镇化和生态环境变化带来的影响健康的因素越来越多,人口老龄化和疾病谱变化也对医疗卫生服务提出新要求。全科医生是当前最适合民族地区基层卫生医疗的群体,是民族地区基层居民健康的"守门人"。

(一)民族地区基层居民对健康水平的要求越来越高

民族地区由于自然和历史原因,经济基础薄弱,经济发展水平较低,是中国深度贫困的集中地带,这也决定了其医疗卫生"硬软件"的相对滞后。在硬件上,我国卫生机构总数庞大,但是民族地区与其他地区之间拥有的卫生机构等级和数量相差巨大。因此,民族地区医护人员一般专业基础薄弱,学历层次、业务能力处于较低水平,高学历和高素质的专业医护人员占比较低。最终,民族地区居民在经济困难、医疗资源条件不足和医疗服务利用机会缺乏的三重压力之下,极易形成"因贫致病,因病致贫,因病返贫"的恶性循环。[①]

党的十八大以来,精准扶贫理念深入人心,特别是对民族地区的精准扶

---

① 王雪佳子,黄瑞芹.民族地区居民健康状况及其影响因素研究[J].农村经济与科技,2019,30(7):206-208.

贫的力度前所未有。2013 年,中央财政安排民族地区转移支付同比增长
10.5%,中央财政安排扶持人口较少民族发展专项资金、兴边富民行动专项
资金、少数民族特色村寨保护专项资金比 2012 年分别增长 13.1%、50% 和
5.6%。得益于中央财政支持,民族地区基础设施明显改善,2014 年,民族
8 省区国内生产总值增速超过全国平均水平,达到 10.7%,农牧民人均纯收
入和城镇居民人均可支配收入分别比上一年度增长 13.9% 和 10.5%。① 民
族地区经济生活水平得到了快速提升,随之而来的是民族地区的健康需求
也越来越大。随着党和国家政策的逐一落实,民族地区基层的健康卫生事
业也得到了较快的发展,以乡镇一级为主要建设对象的卫生院建设得到了
很大的改观。同时,民族地区居民对自身的身心健康的关注也不断提高,需
要更高水准的医疗。

　　同时随着民族地区居民医疗观念的改变,人们逐渐从原来的诊病为主
转向预防为主,也逐渐改变了有病就到三甲医院看病的习惯。而随着分级
诊疗制度的推广,居民患病后,先在签约的家庭医生那里就诊,如病情较为
严重,再到由市民自己选择的二级医院或三级医院去就诊,或者由家庭医生
通过绿色通道转至二级或三级医院,让专家确诊并对症治疗,这就是"1+1
+1"(一家社区医院+一家二级医院+一家三级医院)就医模式和分级诊疗
制度。分级诊疗制度的实施,为基层居民解决看病难、看病贵问题提供了一
条新的途径,但随之而来的是需要大批的全科医生,没有全科医生,分级诊
疗制度难以落实到位。

　　历史的原因导致民族地区基层居民的健康意识和健康知识相对匮乏。

---

　　① 　王斌,曾昭伟.十八大以来习近平民族工作思想论略[J].湖南工业大学学报(社
会科学版),2017,22(3):80-84.

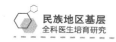
要实现全面小康,就得全民健康,提升全国公民的健康意识,民族地区基层是难点。而要实现精准扶贫,解决因病返贫的痼疾,也需要更多的基层全科医生。健康促进、健康教育是整个健康扶贫工作当中的重要一环,它既有利于贫困人口当中的患病人群存量改进健康状况,也有利于通过防病减少增量患病人群数量。基层全科医生将是解决这一问题的最佳选择,开展健康教育、健康促进工作,通过加强健康知识教育,帮助群众牢固树立自己是自己健康的第一责任人的理念,掌握正确的防病、科学的就医、合理的用药知识,普及健康生活方式。

（二）人口老龄化对民族地区基层医疗卫生提出了新的要求

人口老龄化是 21 世纪人类社会面临的重大课题,也是我国的基本国情。2018 年我国 60 周岁及以上人口为 24949 万,占总人口的比例为 17.9%,其中 65 周岁及以上人口为 16658 万,占总人口的比例为 11.9%。国家应对人口老龄化战略研究预测数据显示,我国人口老龄化程度还将持续加深,至 21世纪中叶将达到顶峰 35% 左右。随后至 21 世纪末,我国老年人口将维持在总人口的 1/3 左右,即 3 个人中就有一个老年人。人口老龄化将是贯穿我国21 世纪的重要国情,积极应对人口老龄化将是我国的一项长期战略任务。民族地区基层同样面临人口老龄化的问题。

人口老龄化大幅提升了健康保障需求。随着人口老年期的延长,特别是随着高龄期的延长,因疾病、伤残、衰老而失去生活能力的老年人将显著增加。然而,我国医疗卫生服务体系"重医疗,轻预防"的局面尚未得到根本转变,疾病预防资源不足,难以发挥其在减少疾病发生率、减轻疾病经济负担中的基础性作用。此外,老年医疗卫生服务体系仍未建立健全,老年病医院和老年康复、护理、临终关怀机构严重不足。

面对人口老龄化背景下老年人口医疗卫生服务需求快速增加的现实,

解决之道就是依托现有的医疗卫生服务体系,加强或扩展老年人医疗卫生服务的功能,又要针对老年人特殊的、集中的需求,适当建设一些专业性的、独立性的老年医疗保健机构,医疗卫生服务体系结构调整的任务更加艰巨。而我国县级以上的医疗机构主要承担的是诊疗的任务,因此,大量预防性的工作将要落到基层。而随着医疗理念逐渐向以预防为主转变,基层担负的预防性工作将会更多。在民族地区的基层,由于居住密度相对较低,距离县级以上的医院又相对较远,这就对基层医疗卫生服务提出了新的要求。

(三)全科医生是保障和改善民族地区居民健康的"守门人"

党的十八大以来,习近平总书记围绕社会主义社会建设发表的一系列重要论述,立意高远,内涵丰富,思想深刻,对于我们深刻认识民生建设和社会治理的重大意义,落实以民为本、以人为本的执政理念,不断实现好、维护好、发展好最广大人民根本利益,做到发展为了人民、发展依靠人民、发展成果由人民共享,在学有所教、劳有所得、病有所医、老有所养、住有所居上持续取得新进展,夺取全面建成小康社会决胜阶段的伟大胜利,实现"两个一百年"奋斗目标、实现中华民族伟大复兴的中国梦,具有十分重要的指导意义。2016 年 8 月 19 日,习近平总书记在全国卫生与健康大会上的讲话中指出,新形势下,我国卫生与健康工作的方针是:以基层为重点,以改革创新为动力,预防为主,中西医并重,将健康融入所有政策,人民共建共享。[1] 没有全民健康,就没有全面小康。医疗卫生服务直接关系人民身体健康。要推动医疗卫生工作重心下移、医疗卫生资源下沉,推动城乡基本公共服务均等化,为群众提供安全有效方便价廉的公共卫生和基本医疗服务,真正解决好

---

[1] 中共中央文献研究室.习近平关于社会主义社会建设论述摘编[M].北京:中央文献出版社,2017。

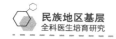
基层群众看病难、看病贵问题。①

"小病拖、大病扛,赤脚医生田里忙。"过去,缺医少药是农村地区医疗卫生状况的常态。如今,"小病不出村、大病不出县",疑难杂症还能通过远程医疗连接大医院问诊,成为农村基层医疗的新体验。这些可喜的改变都得益于全科医生制度。全科医生签约服务是以家庭医生为核心,以家庭医生服务团队为支撑,通过签约的方式,与签约家庭建立起一种长期、稳定的服务关系,以便对签约家庭的健康进行全过程的维护,为签约家庭和个人提供安全、方便、有效、连续、经济的基本医疗服务和基本公共卫生服务。为签约家庭提供重点人群管理、疾病预防、保健、治疗、康复等全面、连续、有效、及时和个性化的健康责任制管理服务,着力解决居民常见的健康问题,提高居民的健康水平,同时降低医疗卫生服务成本,改善患者就医体验,持续增强群众获得感。

家庭医生签约对许多居民来说犹如一场及时雨,为他们的健康筑起了一道防线。许多居民出行不方便,出现了一些不适症状一直没去医院检查,有了家庭医生以后都方便了,疾病能早发现、早预防、早治疗。② 医患关系也得到了很大程度的改善。在过去的制度下,患者在三级医院看病的药,在下级医院拿不到,就造成患者总往二级、三级医院跑,肯定会延长医生的诊疗时间。而医生工作量太大,没有太多时间和病人交谈,医患关系也会比较紧张。医生给予病人的帮助,不单纯指药物的治疗,更体现在与病人建立相互

① 中共中央文献研究室.习近平关于社会主义社会建设论述摘编[M].北京:中央文献出版社,2017。

② 荣振.我的全科梦——老百姓的健康"守门人"[EB/OL](2020-02-10)[2019-11-30]https://mp.weixin.qq.com/s?src=11&timestamp=1581293137&ver-=2149&signature=iBbywKQV**gZfRaUwgE2QeXH—OAJmwXnnm5fOFq7-bfygZeY3OpyPZSIQciEOyGl3scWERKJi4zJ*rc—wI2VcELFYBcT3R*JZa8jfo-OahKG-gpwJ8TYe8Jt9UffyGyiUVM&new=1]

尊重、相互信任、相互理解的基础上,找出病人就医的目的、需要、忧虑和期望。基层首诊、双向转诊、上下联动的诊疗模式在社区得到了很好的体现。提高基层医疗机构医生的业务水平,建立患者对基层医疗机构的信任。患者与全科医生建立了良好的信任关系,甚至能将自己的家门钥匙交给全科医生,方便他上门看病。一个社区卫生服务中心的全科医生,他对这些家庭都是非常熟悉的,这就很少会发生医患矛盾的问题。全科医生是一个非常好的诊疗制度,有助于改善目前的医患关系和医疗环境。全科医生是家庭健康的管理者,是健康的"守门人"。①

二、培养全科医生是提高民族地区基层医疗卫生服务水平的客观要求

加强基层医疗卫生工作是医药卫生事业改革发展的重点,是提高基本医疗卫生服务公平性、可及性的基本途径;医疗卫生人才是决定基层医疗卫生服务水平的关键。多年来,我国基层医疗卫生人才队伍建设相对滞后,合格的全科医生数量严重不足,制约了基层医疗卫生服务水平的提高。建立全科医生制度,为基层培养大批"下得去、留得住、用得上、干得好"的合格的全科医生,是提高基层医疗卫生服务水平的客观要求和必由之路。

（一）医疗卫生人才是决定民族地区基层医疗卫生服务水平的关键

《中共中央 国务院关于深化医药卫生体制改革的意见》提出,要继续大力发展农村医疗卫生服务体系,进一步健全以县级医院为龙头、乡镇卫生院和村卫生室为基础的农村医疗卫生服务体系。这一体系的建设,在农村基层卫生工作中起着举足轻重的作用,直接关系到农村卫生事业的发展。但

---

① 全科医生诊疗制度有助于改善医患关系［EB/OL］（2020-02-10）［2015-04-21］http：//china－idr．com/tradenews/2015-04/51247．html］

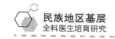
也要看到,由于投入不足、人才匮乏等原因,农村基层医疗卫生服务还不能满足患者的需求。习近平总书记强调,发展是第一要务,人才是第一资源,创新是第一动力。因此,以人为本,把卫生人力资源开发放在首位成为民族地区基层医疗卫生服务水平的关键。

民族地区各级党委、政府以及卫生行政部门要树立人力资源是第一资源的思想,充分认识卫生人力资源开发的紧迫性、必要性,培养和造就一支为民族地区基层广大人民群众的健康保驾护航的优秀人才队伍。通过一系列措施,把更多的财力、物力投向农村,把更多的人才、技术引向农村,为卫生技术人员创造可以施展才华的平台和更大的发展空间。合理、有效、有序地开发民族地区基层卫生人力资源,大力培养卫生人才,提升民族地区基层卫生人力资源的整体水平,为改善民族地区基层医疗卫生条件提供保证。

人才是基础,是支撑,医疗卫生人才的水平决定了医疗卫生服务的水平。人是社会中最能动的因素,全科医生是接受了系统的医学教育的医疗人才,他们进入民族地区的基层,为民族地区基层医疗卫生健康注入了新鲜血液。全科医生是民族地区基层医疗卫生事业的主力军,是决定民族地区基层医疗卫生服务水平的关键。全科医生培养对于提高基层医疗卫生服务水平,缓解人民群众"看病难、看病贵"具有重要意义。①

(二)民族地区基层医疗卫生服务水平现状

医疗人才短缺。我国基层医疗队伍最关键的问题就是人才短缺,特别是全科医生的缺口较大。我国当前的全科医生数量仅为执业医师总数的15%左右,远低于国际上的30%～60%的水平。相比于社区医疗卫生机构,

①　邓寒月.全科医学生培养对提高基层医疗卫生服务水平的重要性[J].世界最新医学信息文摘,2017(80):183.

农村地区,特别是中西部偏远地区的基层医疗机构的人才更为短缺,还有部分乡镇的医疗机构没有执业医师坐镇。我国农村的基层医疗机构由于缺乏资金,拥有非常简陋的运行环境和较低的工资待遇,因而无法吸引专业的医学大学毕业生,有的乡镇甚至常年招收不到医学人才;另外,基层医疗机构设备比较落后,高水平的技术人员较少,也不能吸引大学生前来学习经验。所以,这些问题造成我国基层医疗机构人才缺口较大。

人才队伍素质不高。我国基层医疗机构的卫生人才大多学历不高,素质水平较低,将近一半人不具备报考执业(助理)医师的资格,大部分卫生技术人员的学历水平在大专以下,而且具有中级和高级职称的人员也较少。特别是偏远地区的医疗机构,有少部分卫生服务人员是依靠祖辈传下来的医学经验进行医疗服务的,还有部分地区的医生是当地原有的赤脚医生或卫校毕业生,没有正式的医学学习和进修经验或者较高的医疗知识水平,有的还无法接受和学习国内外先进的医疗卫生知识和技术,无法用更加专业的理念为人们提供优质的医疗服务。另外,基层医疗队伍还存在人员结构不合理的问题,执业助理医师和护士较多,执业医师较少;高学历人员较少,大部分为专科以下学历;高级职称人员较少,大部分为中级以下职称。

(三)建立全科医生制度,培养"下得去、留得住、用得上、干得好"的合格全科医生

随着经济社会的发展,人民群众的健康服务需求不断升级,而我国医疗服务供给模式单一,无法满足人民群众的新需求。因此,必须把以专科为主导、以疾病为中心的生物医学模式,转变为以健康为中心、以生命全周期照料为核心的现代医学模式。在医疗服务体系中,全科医生和专科医生应该是 T 字形结构。全科医生是上面的一横,代表广度;专科医生是下面的一竖,代表深度。只有全科医生和专科医生密切配合,才能使医疗资源得到最

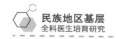
佳配置。目前,我国医疗服务的 T 字形结构还未形成,全科医生不足 30 万人,人才缺口较大。如果按每名全科医生签约 2000 名居民计算,至少需要70 万名全科医生。同时,全科医生服务能力不足,难以取得患者的信任。患者从基层流向大医院,实际是在用"脚"投票。很多全科医生虽然成为居民的签约家庭医生,但服务模式还是"小专科",全科思维尚未形成,无法胜任"健康守门人"的角色。①

全科医生不仅是一个职业,更代表一种全新的医疗服务模式。专科医生的短板,恰恰是全科医生的长处。全科医生的优势,是专科医生无法比拟的。例如,全科医生以基层医疗卫生机构为主要工作场所,以常见病、多发病为防治重点,为百姓提供全方位的健康服务。全科医生的服务模式更人性化,能够提供一揽子解决方案。他们使用的"武器"多种多样,包括生物学、社会学、心理学等手段,而不仅仅是药物和手术刀。全科医生与社区居民离得更近,服务触角可以伸进千家万户,通过与病人建立长久稳定的关系,提供覆盖生命全周期的医疗照护。这样的服务模式既有利于优化医疗卫生资源配置,也符合大多数百姓的根本利益。

健康中国的大厦,需要一大批全科医生的支撑。希望有关部门尽快补上全科医生这块"短板",强化全科医生激励机制,提高全科医生薪酬待遇,拓宽全科医生发展路径,为基层培养一批"下得去、留得住、用得上、干得好"的全科医生,让亿万居民拥有合格的"健康管家"。长沙医学院经过多年的努力,形成了一套行之有效的民族地区全科医生培养模式。自 1989 年办学以来,学校遵循"错位竞争、异路赶超"的发展思路,面向社会、服务基层,主动适应人民群众对医疗卫生服务需求不断增长、医学模式转变及医学教育

---

① 白剑峰.呼唤更多全科医生[N].人民日报,2019-06-28(19).

发展趋势,为基层医疗卫生机构培养"下得去、留得住、用得上、干得好",具有"预防、保健、诊断、治疗、康复、健康管理"综合能力强、素质高的医学毕业生,走出了一条"办学定位瞄准基层、人才培养贴近基层、学生就业导向基层"的新路子。目前,学校先后为基层输送了十万余名高素质复合型应用型全科医学人才。①

三、培养全科医生是促进民族地区基层医疗卫生服务模式转变的重要举措

2016 年 5 月,国务院医改办等 7 部委联合印发《关于推进家庭医生签约服务的指导意见》,标志着家庭医生签约服务工作正式全面启动。国际国内经验表明,家庭医生签约服务是一种行之有效的医疗卫生服务模式,有利于满足居民的医疗卫生服务需求,有利于提高医疗卫生服务体系的整体效率,也有利于控制医疗费用过快增长。家庭医生签约服务,是推动分级诊疗制度建设的重要基础,是构建和谐医患关系的重要途径,也是应对老龄化和疾病谱变化所带来的健康新挑战的重要举措。

(一)有利于满足民族地区基层居民的医疗卫生服务要求

健康是促进人的全面发展的必然要求,是经济社会发展的基础条件,是民族昌盛和国家富强的重要标志,也是广大人民群众的共同追求。随着经济快速发展,健康不仅是人民群众美好生活需要的重要组成部分,更为国家治理提出了更高要求。健康,上连国家治理,下接百姓生活。随着中国特色社会主义进入新时代,我国民族政策越来越好,民族地区从未有过现在这样的幸福生活。在迈向全面小康的路上,民族地区基层居民越来越希望有更

---

① 张炳宇.长医培养十万余名乡医成农民健康"保护神"[EB/OL](2017-01-04)[2020-02-10]http://www.hnedu.cn/zx/gx/2298716.shtml.

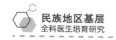

清洁的空气、更干净的水、更安全的食物、更优质普惠的医疗服务,对医疗卫生的关注度、敏感度和期望值空前提高,大力发展医疗卫生事业已成为改善民族地区基层民生的重要内容。

同时,民族地区基层人民对卫生服务的要求也不断提高。卫生服务是人的一种基本需要,直接关系到国民的生命健康和生活质量,确保所有人获得基本的卫生服务是一个国家和社会的重要政策目标。卫生服务需求是健康需求的派生需求,是卫生经济政策制定与卫生资源配置的出发点。随着经济条件的不断改善,人民对自身健康的关注度提高,民族地区居民对卫生服务的需求趋向于维护和促进健康。随着民族地区经济的发展、生活水平的提高,居民在社区疾病预防、老年保健、改善环境卫生、常见病的及时诊治、定期健康体检、急症的及时诊治、社区健康教育、老年病的康复指导等方面更需要得到帮助。

全科医生经过专业的训练,拥有扎实的专业知识,同时在服务过程中可以倡导健康文明的生活方式,树立大卫生、大健康的观念,把以治病为中心转变为以人民健康为中心,全科医生很好地顺应了这个变化,有利于满足民族地区基层居民的医疗卫生服务要求。

(二)有利于提高民族地区基层医疗卫生服务体系的整体效率

首先,全科医生制度的实施可以缩短民族地区基层居民的就诊时间。民族地区整体而言地广人稀,居民距离县级医院较远,在新疆、内蒙古和西藏地区情况更为严重,有的甚至上百千米。居民一旦生病,特别是急病,往往由于路途遥远而耽误了诊疗。全科医生的培养,为民族地区基层疾病诊治带来了福音。全科医生服务的地方多为县级以下乡镇医院或村卫生所,他们是离人民最近的医生。基层老百姓一旦生病,就可以第一时间找全科医生,这大大缩短了就诊的时间。

其次,全科医生可以提高民族地区基层的整体医疗水平。由于历史和现实的原因,加上基层医护人员的短缺,基层的医疗卫生健康一致处于较低水平。而民族地区地广人稀,缺医少药的现象更加突出。原来的民族地区基层建立的乡村卫生室人员多半由以前的赤脚医生转化而来,他们一是医学知识相对欠缺,特别是现代医疗服务意识和水平不高;二是普遍年龄偏高,已经很难适应形势的发展需要和老百姓的医疗卫生需求。全科医生是经过严格的专业培养的,整体素质大大高于原来的医生,其诊疗水平和服务意识也较高。民族地区基层全科医生的培养能快速提高整体的医疗水平,为民族地区居民的身心健康保驾护航,为健康中国奠定坚实的基础。

最后,全科医生制度的实施可以改善民族地区基层居民的就医体验。2018年国家卫生健康委印发了《进一步改善医疗服务行动计划(2018—2020年)考核指标》。其中,对于医疗机构的考核共涉及14个考核项和39个具体指标,旨在改善患者的就医体验。当下,由于人们医疗观念没有得到很好的改变,不少人还存在有病就去大医院的想法。大医院看病的体验往往不令人满意:一是排队的苦恼,由于都往大医院赶,造成大医院人满为患,看病处处要排队,花费大量时间。二是拥挤不堪,影响感受,特别是老年人在拥挤的情况下就医体验会更差。三是过多的医学检查。大医院医生的一个不好的倾向是先做一堆检查然后再诊断,增加患者的负担。四是服务态度。由于人多,大医院的每个医生基本上都是满负荷工作,工作压力大,面对来自基层的老百姓,且又是小病的情况下,往往服务态度不尽如人意,影响就医体验。再有就是民族地区基层老百姓去县级以上的医院看病,往返距离都较远,增加很多交通费用,加之民族地区基层的交通不是很便利,影响就医体验。全科医生制度的实施,在很大程度上缓解了以上问题。

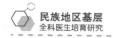

（三）有利于控制医疗费用过快增长

近年来，随着社会经济发展，我国居民消费结构升级、人口老龄化加快、疾病模式转变，加之基本医疗卫生制度不断完善，医疗技术水平不断提高，群众的医疗服务需求得到释放，我国医疗卫生事业进入快速发展阶段，医疗费用上涨较快。同时，医疗费用结构和增长情况也存在一定的不合理因素，包括城市公立医院的费用在医疗费用总量中占比较大，医疗服务量尤其是住院服务量增长较快，药品、大型医用设备检查治疗和医用耗材收入占比较高等。

过度医疗是指医疗机构或医务人员违背临床医学规范和伦理准则，不能为患者真正提高诊治价值，只是徒增医疗资源耗费的诊治行为。或者说，指的是在治疗过程中，不恰当、不规范甚至不道德，脱离病人病情实际而进行的检查、治疗等医疗行为。过度医疗包括过度检查、过度治疗（包括药物治疗、手术治疗和介入治疗等）、过度护理。

面对民族地区的全科医生在培养过程中就特别注意与实际情况相结合。一是结合地区实际，因为民族地区全科医生培养遵循"哪里来哪里去"的原则，所以在培养过程中也就结合了当地的实际情况，例如西藏自治区，就专门设有藏医学，内蒙古自治区就专门设有蒙医学，新疆维吾尔自治区也专门设有维医学。这些全科医生能够发挥自己的学业特长，结合本民族的疾病特点和民族习惯、禁忌、药物等各个方面的实际，利用民族药方减少医疗费用。二是中西医结合。民族地区的全科医生培养要求学生强化中医知识，通过望闻问切来问诊，在一些基础病上能为患者节省费用，而本民族药方的使用也降低了整体的医疗费用。

（四）有利于推进分级诊疗制度

当前，"看病难"的问题长期饱受诟病。一个病人千里迢迢来到城市人满为患的大医院,通过长时间排队才能挂上一个号,面对医生的时间却不过10分钟。一名医生面对排成长龙的患者,平均一天要接诊50到80个病人,长期处于超负荷工作的状态,虽然医生已经很努力,但还是没有足够的时间去和病人进行更多的交流,这是导致当前医患矛盾的一个重要因素。

建立分级诊疗模式,实行全科医生签约服务,将医疗卫生服务责任落实到医生个人,是我国医疗卫生服务的发展方向,也是许多国家的通行做法和成功经验。建立适合我国国情的全科医生制度,有利于优化医疗卫生资源配置、形成基层医疗卫生机构与城市医院合理分工的诊疗模式,有利于为群众提供连续协调、方便可及的基本医疗卫生服务,缓解群众"看病难、看病贵"的状况。

民族地区的全科医生是最了解本民族的情况和地方病的,也是与基层老百姓联系最密切的。全科医生"哪里来哪里去"的原则,使得在民族地区基层的全科医生对本地区的人们的患病状况比较了解,特别是地方病比较了解。再加之对本地区的饮食习惯、风俗、民族药方和地方药材的了解,往往能利用本民族、本地方积累的经验看病。同时全科医生的诊疗前移可以快速筛查疾病,区别患者病情的轻重缓急,有利于分级诊疗制度的实施。

（五）有利于构建和谐医患关系

医患关系有狭义和广义两种内涵。狭义的医患关系是单指医生和患者之间关系的一个专门术语。广义的医患关系中"医"不仅指医生,还包括护理、医技人员、管理和后勤人员及医疗群体等;"患"亦不仅指患者,还包括与患者有关的亲属、监护人、单位组织等。

医患关系的发展变化有以下三种趋势:第一,医患关系物化趋势。由于实验医学的特点,医生对设备产生了很大的依赖性,医疗设备如同屏障淡化了医患双方的感情,减少了双方相互交流的机会,使医患关系在某种程度上

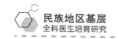

被物化了。第二,医患关系分解趋势。由于分科越来越细,医生日益专科化,患者的健康需要多名医生、护士及其他人员共同承担,以往的稳定联系就分解成为许多头绪,双方的情感联系也就相对减弱了。第三,患者与疾病分离趋势。以生物学为基础的近代医学,往往把某种疾病的特定疾病因素从患者整体中分离出去,舍去了患者的社会、心理因素,孤立地研究病因。疾病从患者身上分离出来作为医生研究的对象,医术也从医生身上分离出来成为治疗疾病的一种手段。医患双方人与人之间的关系被医术与疾病的关系代替了。

在全科医疗中,医生与患者的关系更像是由爱来维系的。全科医学要求医生不但治疗躯体,更要抚慰患者被伤害的心灵;医生与患者的关系有时候也常常被看作伙伴关系,是因为伙伴关系彼此不具有等级,做到了真正的平等;还有人将这种医患关系看作朋友关系,是因为彼此要投入友谊和真诚……

全科医生,特别是民族地区全科医生,所处的工作环境决定了他们必须将工作前移,他们经常接触的不单单是患者,在日常的工作中接触更多的是他们所服务区域内的居民。他们不仅仅通过与患者的交流,在诊疗过程中实施以人为中心的健康照顾,向患者提供融合精神文化、情感内容的人文关怀,了解患者心理状态及情感需求,在医生与患者之间建立起信赖的良好关系。他们更在平时的工作中与所服务区域内的民众建立起了和谐的人际关系,一旦他们所服务的区域内的居民生病,也双方知根知底,从而建立起相互信赖的人际关系,客观地促进了医患关系的改善。

(六)有利于应对老龄化所带来的健康新挑战

当前,我国已经进入人口老龄化社会阶段,2012 年年底,我国 60 周岁以上老年人口已达 1.94 亿,2020 年达到 2.43 亿。伴随老龄化社会的步步紧逼,看病难成为老年人的主要困扰。2013 年,国务院发布了《关于加快发展养老服务业的若干意见》,提出到 2020 年,全面建成以居家为基础、社区为依托、机构为支撑的,功能完善、规模适度、覆盖城乡的养老服务体系。全科医生在应对老龄化社会医疗卫生方面具有独特的作用。

宏观上来看,在经济方面,全科医生工作在社区可以用 20％的卫生资源解决 80％左右的群众健康问题,这是因为全科医生广泛利用了家庭资源、社区资源和社会资源,使有限的卫生资源得到了最合理的利用。[①] 基层社区卫生医疗机构基本上都是“独立核算、自负盈亏”,因此全科医生可以节省政府需要投入的经费和资源。对社区来讲,为了发展社区卫生工作,政府必然会投入一定的全科医学人才和启动资金、发展资金及多种形式的补助,节省了社区投入;全科医生的投入使用也会提高社区门诊的数量和水平,“政府补贴、节余留用”政策则最大限度地防止了社区医疗卫生机构的较大亏损。结合全科医生制度的社区养老在一定程度上也为社区外出务工人员缓解了后顾之忧,让他们更安心。在社会方面,全科医生可以促进医疗卫生服务模式转变,优化医疗卫生资源配置,保障和改善城乡居民健康,提高政府公信力;对社区群众来讲,受过专业培训的全科医生入驻社区,担当社区居民的健康“守门人”,带来了方便、快捷、综合、持续的医疗卫生服务,有利于家庭和谐、社会稳定,必然产生显而易见的社会影响。[②] 总之,面对老龄化社会的机遇和挑战,全科医生肩负着重要使命,必将产生广泛而又深刻的社会影响。

微观上来看,首先,全科医生可以促使家庭医疗资源的有效利用。在老

---

① 方建新,等.加强全科医学的宣传,推进社区卫生服务发展[J].中国社区医师(医学专业),2013(9):386-387.

② 赵大海,张智若.我国社区卫生机构功能定位转变的效果评估研究[J].西北人口,2013(3):127-129.

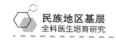
龄化社会,老年人常见病、慢性病的日常护理和治疗主要以社区和家庭为主。越来越多的病人群体需要在出院后回家进行持续性治疗,电子血压计、血糖测试仪、电子热磁理疗仪、家用颈椎腰椎牵引器等以保健、调理、辅助治疗为主要功能的家庭常用医疗器械需要在全科医生的指导下正确使用,家庭医疗、康复、预防等工作需要在全科医生指导下开展。全科医生可以和老年人的家庭成员建立熟悉且密切的人际关系,为家庭医疗提供新的思路和选择,发掘和扩展家庭的内在资源。其次,方便老年人就医。老年人具有患病率高、慢性病患者多、多病共存并发、病情变化快等特点,"站不住、挤不动、等不及"成为公认的老年人看病就医三大难。尤其是 70 岁以上的老人,身体状况伴随季节变化而不稳定,常常反复住院,而大医院急诊室又常常人满为患或床位不足。全科医生常驻社区可以通过服务网络"随叫随到"、上门服务。全科医生还可以传授给老年人及其家人一些医疗常识,通过"预防"这道过滤网,降低发病率。[①]

第四节 国内外研究现状述评

随着世界老龄化的加速、城镇化水平的提高、人们健康观念的转变、预防为主的医疗理念的深入、大健康观念的深入人心,全科医生的培养得到了全世界的关注,学术界进行了广泛的研究。

一、国外研究现状述评

目前,世界上已经有 1/4 的国家和地区实施了全科医生制度。

---

① 司庆燕,等.论人口老龄化社会中全科医生的作用[J].中国医学伦理学,2014,27(2):197-199.

澳大利亚全科医生培养模式:澳大利亚的全科医生是提供卫生服务的骨干力量,80%的患者能在全科医生的诊所得到较好的医疗服务,仅有20%的患者被转诊到上级医疗机构。澳大利亚的全科医生主要采用"5+3+3"模式①:5年医学本科教育、3年实习医生及住院医生培训、3年全科医师培训。

取得行医资格的全科医生每年除了参加规定的学术讨论和学术会议,还要完成4周左右的脱产培训;每3年必须参加国家组织的继续医学教育考核,合格者才能继续执业②。

英国全科医生培养模式:英国是医疗服务体系比较完善的国家之一,其中全科医生在医疗保障制度中发挥着至关重要的作用。英国也是较早开展全科医学教育的国家之一,主要采取"5+2+3"的培养模式③:包括5年本科教育、2年基础培养和3年规范化培训;在培训形式上,注重"以学员为中心"的理念,采用引导启发式的培训,提高学生临床思维能力,同时非常注重全科医生接诊技能的培养,引导学生建立和保持良好的医患关系。英国的全科医生考核非常严格,通过考试具备行医资格的全科医师大都是医学生中的佼佼者。同时,为了保证全科医师的知识和技术与时俱进,英国还规定全科医师必须完成不同形式的继续教育。

美国全科医生培养模式:美国的全科医生培养采用"4+4+3"模式④:4

---

① 孟笑梅,潘新艳,董琪.国内外全科医生培养的比较研究》[J].河北医药,2013,35(15):2359-2360.
② 高力军,吴群红,郝艳华,等.发达国家全科医生培养模式对我国的启示[J].继续教育,2014,28(1):58-59.
③ 雷李美,蓝翔.赴英国皇家全科医师学会全科医学培训的启示[J].中华全科医学,2016,14(4):676-679.
④ 姜春燕,郑加麟,童曾翰,等.近观美国全科医生规范化培训有感[J].中华全科医学,2017,15:(10).

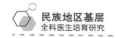
年大学本科教育、4 年医学院校教育和 3 年全科医学住院医师培训。其中 3 年的全科医学住院医师培训是美国全科医生培养的核心部分,各教学医院在培训经费、师资配备、教学计划制订等方面都高度重视;在专业设置上充分考虑全科医生的工作特点,强调医疗照护的连续性。要求学生培训期间至少接诊 2000 例门诊患者,并与部分患者保持健康照护关系等。1969 年,美国实施了全科医生资格再认定制,以评估或考试的方式对全科医生进行连续性评价,合格者才能再次注册执业①。

德国全科医生培养模式:德国的全科医生采取"6＋5"培养模式:第一阶段为 3 年基础医学课程和 3 年临床实习;第二阶段为 5 年的全科医生教育,考核合格者可获全科医师证书,有资格开业行医。德国也十分注重全科医生的继续教育,强制性要求全科医生平均每个月要完成 17.6 小时的继续医学教育培训②。

法国全科医生培养模式:法国的全科医生培养采取"2＋4＋2"模式:2 年基础医学教育、4 年临床知识及医学理论教育、2 年全科医师培训。完成三个阶段的培训且考核合格者可获得全科医学博士学位及全科医师证书。法国是世界上第一个通过"医学继续教育法"的国家,要求全科医生及其他专科医生必须主动接受医学新知识和新技术的培训,并且定期接受强制性的评估,通过立法保证了继续教育的质量③。

古巴全科医生培养模式:古巴对全科医生的培养分为学历教育和毕业

① 马晓静,黄菊,代涛.全科医生教育培养的国际经验与启示》[J].中国初级卫生保健,2015,29;(6).

② 祝丽玲,张艺潇,王佐卿,等.国外全科医学教育模式对我国的启示[J].中国医院管理,2012,32(3);69-70.

③ 刘侃,刘钰晨.法国全科医学现状、教育制度及对我国的启示[J].中国全科医学,2017,20(1);6-9.

后教育。学历教育包括本科教育和研究生教育。本科阶段的教学内容主要包括内科、外科、儿科、妇科、精神心理卫生、卫生防疫等，学制为6年，根据不同的学习内容和培训方式，大体可以分为3个阶段，第一阶段为2学年，主要学习基础医学学科，期间到古巴家庭或社区诊所实践；第二阶段为3学年，临床实践与临床理论知识学习相结合；第三阶段为1学年，在医院的主要临床科室和社区诊所进行轮转实习。本科毕业生要先成为全科医生，才有机会再次进入高校或研究机构学习其他医学专科。在此期间，可以申请该专科范围内的课题来进行深入研究，并通过这种方式获得某领域的硕士学位。

古巴十分重视全科医生的毕业后教育。所有医学生本科毕业后都要经过2—3年的"社会服务"经历，培训成为全科医生。全科医生每周有半天时间到综合卫生所集中学习或培训，更新理论知识、掌握新技术。另外，不定期地安排全科医生或护士到上级医疗单位进修。古巴医学培养过程有一系列严格的考核制度，只有经过层层筛选才能最后通过考试毕业。因此，学生通过毕业时的"国家考试"之后，不需要再考医师从业的"资格证"。另外，除了业务上的要求，全科医生还必须通过政治思想和职业道德方面的考核，符合"为人民的幸福而奉献"的职业要求。

二、国内研究现状述评

我国于20世纪80年代后期引入全科医学概念，经历了学科理念的洗礼和试点地区的尝试，其对促进居民健康水平、降低医疗费用、促进"健康中国"目标实现的重要作用已经得到认可。习近平总书记在中国共产党第十九次全国代表大会上作出了"中国特色社会主义进入了新时代"的科学论断，并强调要"加强基层医疗卫生服务体系和全科医生队伍建设"。随着全科医学概念的引入和全科医学学科的建立与发展，适合我国国情的全科医生培养体系初步建立，培养模式基本形成，政策制度逐步完善，全科医生队

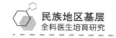
伍加快发展壮大。

(一)全科医生培养体系初步建立

经过多年发展,我国已初步建立了院校教育、毕业后教育、继续教育三阶段有机衔接,具有中国特色的标准化、规范化全科医生培养体系。

第一,院校全科医学教育不断深化改革。首都医科大学、广西医科大学、温州医科大学等高校相继成立全科医学学院,一批高等医学院校成立全科医学教研室、全科医学系,加强面向全体医学生的全科医学教育。73所高校开展农村订单定向医学生免费培养,截至2015年,已为中西部农村乡镇卫生院培养了4.3万名拟从事全科医疗工作的本科医学生。教育部、原卫生部组织实施卓越医生教育培养计划,并将农村订单定向免费医学教育作为改革的重点内容之一,支持39所学校开展改革试点,着力为基层培养"下得去、留得住、用得上、干得好"的全科医学人才。截至2016年年底,全国具有临床医学(含全科医学领域)硕士专业学位授予点的单位113个,2016年授予临床医学生全科医学硕士专业学位266人。

第二,毕业后全科医学教育制度建设取得重大突破。2013年,国家卫生计生委、教育部等7部门联合印发《关于建立住院医师规范化培训制度的指导意见》(国卫科教发〔2013〕56号),将全科专业作为36个培训专业之一纳入住院医师规范化培训制度框架统一实施,并作为紧缺专业予以重点倾斜。2014年2月,国家卫生计生委在上海召开建立国家住院医师规范化培训制度工作会议,正式全面启动实施住院医师规范化培训制度。建立住院医师规范化培训制度是深化医改和教改的重大举措,对加强以全科医生为重点的基层人才队伍建设、提升我国临床医师整体水平、促进医师队伍同质化、从根本上提高医疗卫生服务水平具有重要意义。此后,国家陆续制定印发了培训管理办法、培训内容与标准、培训基地认定标准、培训招收实施办法、培训考核实施办法等若干配套文件,进一步完善了培训政策体系。目前,这项工作已在全国推开,中央财政按照每人每年3万元的标准建立了经常性补助机制,全国共遴选认定了培训基地859家,其中全科专业基地744家(含中医全科基地185家),在培住院医师达到40万人,其中全科专业住院医师3.4万人。

第三,全科继续医学教育制度不断丰富。目前我国已建立起较为完善的继续教育政策体系、组织架构及工作机制,基本实现医疗卫生机构、医疗卫生人员和医学一级学科三个"全覆盖",终身教育理念深入人心。针对基层卫生人员实际,国家以岗位职责为依据、以个人实际服务能力为基础,研究制定全科医学教育培训指南,加强针对性继续医学教育。为解决当前基层急需全科医生与全科医生规范化培养周期较长之间的矛盾,国家采取转岗培训、岗位培训、远程继续教育等多种措施加强全科医生培养培训,目前已转岗培训全科医生13万多人,每年举办国家级全科医学继续教育项目近400项,培训全科医生超过13万人次,显著提高了在职在岗全科医生的工作能力和业务水平。

(二)全科医生培养模式基本确立

为了落实《国务院关于建立全科医生制度的指导意见》,2014年,教育部、国家卫生计生委等6部门联合印发《关于医教协同深化临床医学人才培养改革的意见》(教研〔2014〕2号),确立了以"5+3"(5年临床医学本科教育+3年住院医师规范化培训或3年临床医学硕士专业学位研究生教育)为主体、以"3+2"(3年临床医学专科教育+2年助理全科医生培训)为补充的全科医生培养模式。在实施全科专业住院医师规范化培训的基础上,作为过渡时期的重要补充措施,2016年国家卫生计生委等6部门制定印发《助理全科医生培训实施意见(试行)》(国卫科教发〔2016〕14号),启动实施助理全科

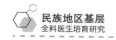

医生培训工作,中央财政按照每人每年 2 万元的标准,重点支持为中西部农村地区培养一批实用型助理全科医生。

(三)全科医生培养相关政策更加完善

第一,政府投入力度逐步加大。"十二五"期间,中央财政累计投入 95 亿元,建设了 599 家全科医生临床培养基地。对住院医师规范化培训基地每个投入 500 万元,加强培训基地能力建设。累计投入 200 余亿元支持开展住院医师规范化培训、助理全科医生培训、转岗培训、定向免费培养、师资培训等培养培训工作。地方政府重视全科医学教育并加大了投入力度,山东、广东、河南等省级财政及广东省广州市、安徽省阜阳市等地市级财政加大对全科专业住院医师规范化培训的投入力度,提高了补助标准,吸引医学毕业生报名参加全科专业住院医师规范化培训。

第二,教育培养政策有机衔接。与教育部等部门加强医教协同,不断深化临床医学人才培养改革。2013 年,国务院学位委员会等 5 部门印发《关于做好临床医学(全科)硕士专业学位授予和人才培养工作的意见(试行)》(学位〔2013〕8 号),推进临床医学(全科)硕士专业学位研究生招录办法、培养模式、学位授予办法改革,促进与住院医师规范化培训制度的有机衔接。同时,取得住院医师规范化培训合格证书且符合学位申请条件的住院医师,可按有关规定向学位授予单位申请临床医学(全科)硕士专业学位。

第三,使用激励机制逐步完善。国家出台一系列政策措施,鼓励全科医生在县级医院与基层医疗卫生机构双向流动,健全人才向基层流动、向艰苦地区流动的激励机制。2013 年年底,国家卫生计生委等 5 部门印发《关于开展全科医生特设岗位计划试点工作的暂行办法》(国卫人发〔2013〕35 号),全科医生特设岗位不受县级公立医疗机构岗位总量、最高等级和结构比例的限制。聘期内,特岗全科医生执行国家统一的工资制度和标准,享受所在县级公立医疗机构同类人员工资待遇。目前,全科医生特设岗位计划试点工作已在安徽、湖南、四川、云南 4 省启动,中央财政按照每人每年 3 万元的标准对 1080 个特设岗位发放生活补助,覆盖了 211 个县(市、区)828 个乡镇卫生院。

第四,职称制度改革加快推进。2015 年 11 月,人力资源和社会保障部与国家卫生计生委联合印发《关于进一步改革完善基层卫生专业技术人员职称评审工作的指导意见》(人社部发〔2015〕94 号),对乡镇卫生院、社区卫生服务机构卫生专业技术人员职称评聘不再将论文、职称外语等作为申报的必备条件。经过全科医生转岗培训合格或注册全科医师后可提前一年晋升职称。2017 年 7 月,国务院办公厅印发《关于深化医教协同进一步推进医学教育改革与发展的意见》(国办发〔2017〕63 号),明确规定:本科及以上学历毕业生参加住院医师规范化培训合格并到基层医疗卫生机构工作的,可直接参加中级职称考试,考试通过的直接聘任中级职称。

通过以上多种途径,截至 2016 年年底,我国培训合格的全科医生达到20.91 万人,比 2012 年底增长了近 1 倍,每万人口拥有全科医生达到 1.51人[1],实现了全科医生队伍发展的阶段性目标,为建立分级诊疗制度、推进家庭医生签约服务提供了有力的人才保障。[2]

(四)民族地区基层全科医生培养

齐红霞[3]对内蒙古自治区全科医学及全科医生的培养进行了展望。刘忠仁[4]等通过调查右江民族医学院基层医疗卫生机构全科医生转岗培训的

① 国家卫生和计划生育委员会.2017 中国卫生和计划生育统计年鉴[M].北京:中国协和医科大学出版社,2017:40.

② 武宁,程明羕,闫丽娜,等.中国全科医生培养发展报告(2018)[J].中国全科医学,2018,21(10):1135-1142.

③ 齐红霞.对内蒙古自治区全科医学及全科医生的展望[J].中国冶金工业医学杂志.2017(6):699.

④ 刘忠仁,李壮,邓树嵩.民族地区全科医生转岗培训的现状调查及效果评价[J].右江医学,2019,47(1):56-59.

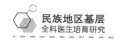

现况得出结论,全科医生转岗培训是基层医疗卫生机构培养全科医生的重要途径,加强师资队伍建设,完善办学条件,有针对性地对不同层次的学员开展培训工作,是提升培训质量的关键。邹媛①等通过调查,认为新疆城市社区全科医生培训在2011—2013年连续三年顺利完成培训任务,已成为当前全科医生培养的有效途径。对西藏地区全科医生的培养进行了有益的探索的有强巴单增、韩静、杨平、李文华等学者。强巴单增②对西藏地区全科医生转岗培训进行了探讨,提出了包括各卫生行政部门和机构应重视全科医生培训工作,应派选符合全科医生素质的学员进行培训;学员在培训课程中不仅要加强临床相关理论知识的学习,更要重视临床操作技能的锻炼;必要时可延长培训时间,加强临床操作技能的培训;强化师资队伍,健全全科医生培训考核制度;在晋升职称时将参加全科医师培训者优先考虑,以提高参加人员培训的积极性等建议。李文华③从牧区角度提出了全科医生改革的必要性。韩静、杨平④对西藏拉萨市城关区社区全科医生的情况进行了调查,认为存在医疗教育体制不全面、人才储备能力不足、政府宣传力度不够等问题,建议在医学院校增设全科医学专业,培养全科医生扎实的理论基础,大力培养合格的全科医生。左延莉⑤等对广西的全科医生的数量和分布进行了统计,得出广西全科医生数量缺口大、城乡差距大、分布不平衡的结

① 邹媛,王淑霞,等.新疆城市社区全科医生培训实践与效果分析[J].新疆医学,2015,45(7):999-1001.

② 强巴丹增.西藏自治区全科医生转岗培训现状调查[J].西藏医药杂志,2013(2):1-3.

③ 李文华.从西藏农牧区全科医生人才的需求看医学教育改革的必要性[J].西北医学教育,2011(6):1133-1134,1137.

④ 韩静,杨平.西藏拉萨市城关区社区卫生服务和全科医生在职现状[J].西藏医药,2015(3):46-47.

⑤ 左延莉,李虹,等.广西全科医生的数量和分布情况及需要量预测研究[J].中国全科医学,2016(19):2252-2257.

论,提出应加强全科医生的培养力度,缩小城乡差距。陈莉[①]等提出应加强贵州全科医学人才的具体政策:实施乡村医疗卫生人才综合培养试点、全科医生特岗计划、助理全科医生培养项目、3年制农村订单定向医学生培养项目、基层卫生技术人员学历提升项目;全面推进住院医师规范化培训制度。潘伦[②]等对重庆、云南、贵州三省市基层中医全科医生的工作量进行了调查,结果显示专科层次中医全科医生培养应秉承"任务驱动,工学交替"的理念,根据基层中医全科医生的岗位任务和能力需求,融合院校教育和师承教育各自的优势,重新制定人才培养方案和课程体系,提高培养的基层中医全科医生的岗位胜任力。

综上所述,民族地区基层全科医生培养没有得到应有的重视。据不完全统计,从学校角度提出民族地区基层全科医生培养的仅见长沙医学院[③]和广西医科大学[④]。因此,探索民族地区基层全科医生的培养模式,无论是在全面建成小康社会、促进乡村振兴,还是在实现健康中国战略、实现中华民族伟大复兴的中国梦都具有重要意义。国家、社会、学校都应加强民族地区基层全科医生的培养,特别是探索结合民族地区基层社情的培养模式,为"健康中国2030"贡献力量。

---

① 陈莉,张光奇,等.贵州加强全科医生队伍建设的探索[J].中国卫生人才,2016(4):58-59.

② 潘伦,何坪,邓福忠,等.重庆、云南、贵州三省市基层中医全科医生岗位工作任务调查研究[J].中国全科医学,2019(12):1468-1473.

③ 张炯宇.长医培养十万余名乡医成农民健康"保护神"[EB/OL](2017-01-04)[2020-02-10] http://www.hnedu.cn/zx/gx/2298716.shtml.

④ 潘小炎.面向农村服务基层的全科医生培养模式构建——以广西医科大学为例[J].经济研究导刊,2012(24):49-50.

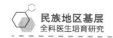
第二章　民族地区基层全科医生的培育现状

第一节　民族地区基层全科医生培育取得的重要进展

党的十九大报告提出:实施健康中国战略,深化医药卫生体制改革,加快建立分级诊疗制度,加强民族地区基层卫生医疗服务体系和全科医生队伍建设。我国正处于医疗卫生体制改革的关键时期,加强民族地区基层卫生服务体系建设,发挥其在基本医疗和公共卫生服务中的作用是医疗改革要求的目标之一,其中最关键的一环就是人才培养,尤其是民族地区基层全科医生的培养。全科医生是居民健康和医疗费用支出的"守门人",在基本医疗卫生服务中发挥着重要作用。加快培养大批合格的全科医生,对于加强基本医疗卫生服务体系建设、推进家庭医生签约服务、建立分级诊疗制度、维护和增进人民群众健康都具有重要意义 。

一、民族地区基层全科医生培育的建立与发展

全科医生是一种医学知识掌握范围广、医疗技术综合性较高的新型医学人才,不仅要对疾病进行正确诊断与治疗,还要能够帮助群众预防疾病,普及健康知识。全科医生的概念早在 1988 年就由中华医学会引入中国,并借鉴发达国家和地区的经验,开始了全科医学发展和全科医学培养的探索和实践,并形成基层首诊、双向转诊、急慢分治、上下联动的分级诊疗模式,鼓励普通患者和多发性疾病患者先到基层医疗机构查看病情,同时为基层医疗机构以外的患者和基层医疗机构提供转诊服务。而全科医生是基层首

诊的核心,能否拥有合格的全科医生,建立以全科医生为核心的服务团队,是提升国家整体医疗实力的突破口和必然选择。

民族地区基层是我国医疗水平中薄弱的地方,也是推进我国医疗体制改革,实现全民族健康发展的最重要的位置。因此,有必要培养更多的全科医生,使更多的全科医生可以去民族地区基层服务,使民族地区基层人民得到更全面和有效的医疗服务,以保证他们的身体健康,促进我国社会经济的进一步健康稳定发展。

医疗卫生事业是我国最为重要的公共服务事业,也是国家最为重视的民生工程。中华人民共和国成立之初,国家就充分重视民族地区基层医疗卫生事业,重视全科医生人才培养。尤其是改革开放以后,我国社会经济快速发展,国家有了更为雄厚的资金保障,为医疗事业发展提供了充足的物质基础。经过改革开放40多年的发展,我国全科医生培养工作在摸索中不断创新和改革,全科医生的数量不断增加,医生队伍越来越庞大。全科医生分布在我国各地,尤其工作在基层,为更多基层普通百姓提供全方位医疗卫生服务,对于保证我国的国民健康,让更多人享受医疗服务意义重大。

二、民族地区基层全科医生培育取得的进展

(一)全科医生人才队伍概况

随着社会经济发展和人民生活水平的提高,民族地区居民对健康水平的要求也日益提高;但随着工业化、城镇化以及生态环境恶化所带来的健康负面影响越来越多,人口老龄化以及人群疾病谱的变化也对医疗卫生服务提出了新的要求。加强民族地区基层人才队伍建设是卫生人才发展的重要任务,也是提高我国民族地区基层医疗卫生服务水平的关键所在。近年来国家一直重视并不断加强民族地区基层医疗卫生服务体系建设,资源配置

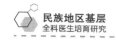
向民族地区基层医疗卫生机构倾斜更加明显。

目前我国的全科医生由以下三个方面组成:第一,专科医生通过全科医生转岗培训注册全科医生;第二,全科专业研究生毕业后从事全科专业;第三,本科或专科医学生毕业后直接从事全科专业。从以上三个方面来看,专科医生转岗注册全科医生的,通过短期的转岗培训加学习,并不能从根本上了解全科医学的理念,以及大部分转岗注册的全科医生在三级甲等医院里工作,并不能够了解民族地区基层常见病、多发病的种类;第二方面的全科专业研究生是从研究生入学开始就已经明确为全科专业,培养方式也是按照全科专业培养,但是这一部分医生占全科医生的比例很少,更多部分是按照导师、培养单位的培养方式进行培养;第三方面的全科医生占全体医生的绝大部分,大部分是毕业后直接从事全科专业,临床知识、技能水平相差较大,需要与时俱进地提升自己的胜任力。

1. 数量上发展迅速。近年来,我国全科医生队伍建设取得了一定的进展,在政策的支持下我国全科医生数量逐年增长且幅度较大。据国家卫生计划委员会统计,截至 2017 年年底,全国共有全科医生 25.27 万人,占执业(助理)医师总量的比例提高到 7.4%。其中,取得全科医生培训合格证书的有 15.65 万人,注册为全科医学专业的有 9.62 万人,平均每万人口拥有 1.82 名全科医生。距到 2020 年,基本实现城乡每万名居民有 2~3 名合格的全科医生,到 2050 年,城乡每万名居民拥有 5 名合格的全科医生还有较大的差距。由此可见,今后的全科医生培养任务任重而道远。

2. 区域分布差异明显。目前全科医生的数量与地区发展水平有很大的关系,经济发达地区的全科医生数量勉强达到国家标准,经济发展相对稍差的地区和偏远地区则远远不达标。根据 2014 年国家卫生计划委员会统计数据显示,京、江、浙、沪四个地区的每万人口中全科医生数量分别达到 3.82

人、2.48人、3.57人、2.85人，已基本达到国家要求的每万人口中有全科医生2～3人的标准，而西藏、宁夏、黑龙江等偏远地区每万人口中全科医生人数不足0.3人，面临着"招不进、留不住"的难题。由此可见，全科医生分布区域化差异之大，要想全民普及分级诊疗制度，那么普及过程中的先锋——全科医生——首先就要做到在地域上的普及。

（二）基层全科医生培养模式基本建立

我国的基层全科医生培训，最早出现在20世纪中期，主要集中在北京、天津、上海、广州等经济发展较好的大城市，之后其他中小城市也陆续开展了多种形式全科医生的培训，许多医学院校也逐步开设临床医学（全科医学方向）专业培养全科医生。虽然全科医学和全科医生概念一经引入，就立刻引起了人们广泛的关注，但长时间以来，我国对全科医生的培养模式、执业方式和职业发展等并没有制定具体的相关规定，只是相继出台了许多全科医学教育的相关政策。

我国于2010年开始实施农村订单定向免费医学教育政策，规定订单定向本科生毕业后需到乡镇卫生院工作6年（含全科医师规范化培训3年），该制度是"国家主导、学校培养和乡镇基层医院使用"的重大民生工程。自此，我国全科医学教育培训体系不断完善。2011年，国务部印发《国务院关于建立全科医生制度的指导意见》（以下简称《意见》），将全科医生制度细化，就建立全科医生制度的总体目标、培养模式和渠道、执业方式等做出全面系统的规定，这标志着我国的全科医学在经历10年广泛培训之后步入了正轨，进入了规范化培训阶段。《意见》指示，我国全科医生培养以"5＋3"模式为主，"3＋2"模式和全科医生转岗培训为过渡期培养模式。（1）全科医生规范化培养（"5＋3"模式）：即通过5年临床医学（含中医学）本科教育和3年全科医生规范化培训，取得执业医师资格，通过考核后，注册成为全科医生。

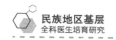

（2）"3＋2"助理全科医生培养模式：即 3 年制临床医学专科学习，2 年国家认定的培养基地临床实践和公共卫生技能培训，期间通过执业助理医师的考试，可完成助理全科医生的注册。（3）全科医生转岗培训：对符合要求的在职执业（助理）医师，参加 1～2 年的转岗培训，培训合格后可注册成为（助理）全科医生。在目前全科医生培养的过渡阶段，对具有大专学历及以上的全科医生开展全科医生转岗培训是最有效的方法。这部分人数量众多，虽然他们可能还不能称为完全意义上的全科医生，却是我国提供基层医疗卫生服务的重要力量。2013 年 12 月，国家 5 部门联合印发了《关于开展全科医生特设岗位计划试点工作的暂行办法》，提出先在 4 个中西部省份（安徽、四川、湖南、云南）开展全科医生特设岗位的试点工作。创新探索实行全科医生"县管乡用"模式，引导优秀的全科医学人才到边远地区执业。

（三）基层全科医生培育政策趋于完善

2011 年 7 月，国务院印发《国务院关于建立全科医生制度的指导意见》，围绕全科医生的培养制度、培养模式、执业方式、激励机制等作出了一系列顶层设计。明确到 2020 年，在我国初步建立起充满生机和活力的全科医生制度，基本形成统一规范的全科医生培养模式和"首诊在基层"的服务模式，全科医生与城乡居民基本建立比较稳定的服务关系，基本实现城乡每万名居民有 2～3 名合格的全科医生，全科医生服务水平全面提高，基本适应人民群众基本医疗卫生服务需求，为民族地区基层培养大批"下得去、留得住、用得上、干得好"的合格全科医生。

2012 年 12 月，卫生部、财政部、教育部和国家中医药局联合制订印发了《全科医学师资培训实施意见（试行）》，其中明确确立我国目前国情需要大量合格的全科医生，并且强调需要确保培训的质量，能够从根本上解决目前我国对全科医生的需求，可以确保基层卫生服务人员的整体职业素质和临床处理能力有质的飞跃,顺利保障分级诊疗的顺利实施。

2017年7月,国务院办公厅印发《关于深化医教协同进一步推进医学教育改革与发展的意见》指出:卫生与健康事业的首要资源是人才的竞争,医教协同推进医学教育改革发展,对于加强医学人才队伍建设、更好保障人民群众健康具有重要意义。教育部、卫生计生委同相关方面,以我国国情为基础,借鉴国际经验,把基层当作重点,深抓质量,完善医学培养体系,加快培养大量合格的医学人才尤其是紧缺人才,为人民群众提供更优质的医疗服务,奋力推动健康中国建设。此次文件的印发和施行明确规定:希望医学教育教学方面的改革与发展的政策在2030年会越来越完美,并且具有标准的中国特色,兼顾加快建立规范化医学人才培养系统,使医学人才队伍建设大体满足健康中国建设需求。

2017年10月,习近平总书记在党的十九大报告中明确要求:加强基层医疗卫生服务体系和全科医生队伍建设。2018年1月,国务院办公厅印发《关于改革完善全科医生培养与使用激励机制的意见》,以问题和需求为导向,围绕健全全科医生院校教育、毕业后教育、继续教育三阶段衔接的培养体系初步形成,全科医生队伍建设以及创新全科医生使用激励机制等方面,制定了一系列重大改革举措。

第二节　民族地区基层全科医生培育面临的瓶颈

自2009年新医改以来,我国的全科医学发展迅速。虽然全科医学在我国已发展了几十年,取得了较好的成绩、较大的进步,但我国民族地区基层全科医生的培育依然面临诸多亟待解决的问题。如我国的全科医学教育刚刚萌芽,我国高等医学教育一直以培育出高质量的临床医学专业人才为中

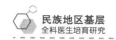

心,但是我国的全科医学教育依然停留在初级医疗医务人员的培训层面,并没有纳入高等医学教育范畴,所以没有建立完善的全科医生培养系统。新医改的启动和分级诊疗的顺利实施,是为了解决混乱无序的医疗环境,这就需要培养高素质的民族地区基层全科医生。因此,培养高素质的民族地区基层全科医生是当前最重要的课题,但目前我国民族地区基层全科医师教育水平参差不齐,医疗服务水平不一,多数全科医生缺乏全面、扎实的基层临床技能,服务范围狭窄,不能提供真正的一般医疗服务,还不能做到人民健康的"守门人"。

一、国家财政补助不到位,基层全科医生岗位缺乏吸引力

医疗是我国的公共卫生事业,是国家向社会提供的最基本的民生服务,也是推进我国医疗服务体系和完善医疗服务体系的重要保障。医疗卫生事业离不开国家的财政支持,全科医生的培养需要国家充足的财政保障和各种相应的财政支持。然而,目前在国家财政资金的发放和使用上还并不是很完善,并且我国全科医生的工资水平与社会平均工资水平基本一致,而在部分民族地区基层全科医生的待遇还达不到社会平均收入水平,这使得我国民族地区基层的全科医生岗位缺乏吸引力。虽然国家每年对民族地区基层全科医生住院医师规范化培训进行了相应的资助,对培训对象和培训基地也提供了更多的财政支持。然而,在实践的过程中,有一些明显的问题,如截留资金及经费发放严重滞后等,使许多住院医师的培训无法正常进行,影响他们在住院培训期间的学习和实践,并导致我国民族地区基层全科医生的短缺。这一方面是由于国家在人才培养方面的数量不足,另一方面是由于民族地区基层全科医生的岗位缺乏足够的吸引力。民族地区基层全科医生从事医疗服务的工作量非常大,工作强度较高。此外,随着我国医患关系的不断变化,民族地区基层全科医生承受着更多的精神压力,职称晋升相对困难,薪酬待遇也相对较低,综合培训不到位,配套政策改革无法跟进,难以使民族地区基层全科医生的工作具有充分的吸引力,导致我国民族地区基层全科医生人才短缺,制约全科医学的发展,无法满足社会经济发展对全科医学人才的需求。

二、培训满意度较低、考核机制不健全,基层全科医生质量有待提高

相对于民族地区基层人口数量和繁重的医疗卫生服务任务,民族地区基层医疗卫生服务队伍在人员配备数量上存在明显的短缺,无法保证足够的人力和精力来为民族地区基层居民提供完善的医疗卫生服务,也就不能让患者获得便捷、全面、有效的治疗和健康管理,阻碍了民族地区基层医疗卫生服务的高效开展,更难以实现民族地区基层医疗卫生服务的全面改善。

当今我国的国情决定了我国不仅需要数量足够的全科医生,更需要高素质高质量的全科医生。民族地区基层全科医生每年的培训并不是很多,而且培训内容基本都是安排好的,并不会事先调查医生们的需求,知识体系也缺乏系统性,并且后续的考核作用较小,培训规模也十分有限,与大型医院医生的交流学习机会也较少,此外,培训记录与个人的工资待遇、职称评定等也未形成有效衔接,培训期间也缺少补贴等福利待遇,导致医生积极性不高。再者,民族地区基层全科医生培训主要包括理论教学、临床轮转和社区实践三个环节,民族地区基层全科医生在理论教育期间,课程内容较多,且基本采用"灌输式"的教学方式,主要靠死记硬背,在最重要的临床轮转和社区实践培训期间,科室轮转较快,往往在上一科室还未真正完成学习便转向下一个科室,过于形式化,导致整个培训结束后,学员真正掌握的知识与技能较少,不能真正取得培训效果。同时,对于民族地区基层全科医生的培养,还存在着较浓厚的带教专科色彩,缺乏合格的带教师资和带教队伍,带

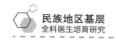
教师资大部分是工作在三甲医院的专家,他们稍有不足的是不熟悉民族地区基层所需要掌握的常见病、多发病,因此在教学过程中,可能出现脱离全科、民族地区基层常见病、多发病的带教和处理方式。这样就无法做到针对性施教、按需施教。

对于民族地区基层全科医生的管理现在还存在许多不足,很多考核都流于形式,更缺乏长效连续的考评机制。通过考核,确保民族地区基层全科医生能够胜任相应的岗位,保证医疗服务质量的同时,通过考核,还可以形成较为完善的激励机制,促使民族地区基层全科医生积极学习,积极参加各项培训,不断加强自我学习和发展,提高民族地区基层全科医生的综合医疗水平。然而,我国对全科医生更多的是结果性考核,学生学习相关的内容后参加政府部门组织的全科医生规范化技能和临床考核,通过了相关考核就可以获取合格证书,然后从事全科医生工作。这样的综合考核与评价相对较为松散,不能真正督促全科医生的学习和实践,不能真正以考核来促进他们学习。在这样的情况下,整个医疗队伍的素质都会受到影响,也就无法实现民族地区基层医疗卫生服务的改善。

综上,民族地区基层全科医生队伍的培养发展滞后和管理工作不完善的问题仍然存在。医生的知识更新、技术提高不及时,很难应对疾病谱的改变和疾病的多样性;管理不完善、标准不严格,很难保证民族地区基层全科医生队伍的整体水平。在这样的情况下自然很难保证为民族地区居民提供优质的基层医生卫生服务。

三、培训参与度较低,基层全科医生工作与学习的冲突严重

在医学知识不断飞速更新的时代,民族地区基层全科医生要提高卫生服务能力,守住人民群众健康的大门,就必须不断努力学习新知识,提高基本医疗服务能力。大部分的民族地区基层全科医生的学习方式有以下几

种：(1)毕业生可以通过全科的规范化培训,集中强化全科医生理论知识及训练技能;(2)已经工作的民族地区基层全科医生可以通过进修的方式填补自身的知识空白,以及积累丰富的临床经验;(3)医生均可以通过参加继续教育学习班、讲座、会议等方式进行知识的填充。但是后两种方式对于已经工作的民族地区基层全科医生是不实际的。考虑目前民族地区基层卫生单位医务人员数量短缺且工作任务繁重,不仅仅需要及时处理临床上的事情包括门诊、病房,还兼任健康档案的建设、管理与保存,负责公共卫生管理方面,长期脱产外出学习难以实现,甚至上班期间抽出1~2天整块时间去参加继续教育学习班都很困难,工作和学习二者的冲突十分突出,严重影响民族地区基层全科医生的知识更新和胜任力的提高。

民族地区基层全科医生培训参与度低,一部分是因为培训目的不够明确,以被动应付式培训为主。一些单位派人参加全科医学培训的主要目的只是完成上级强制的培训指标,参加培训的最终目的是注册全科医学专业,履行好全科医生职责。一部分是因为培训招生时,上级单位未充分考虑各民族地区基层单位全科医生工作和学习冲突的现实困难,直接下达强制性的培训指标到各单位。因为民族地区基层全科医生工作和学习冲突的矛盾,单位人手紧缺,中年医生是业务骨干,参加全科培训会影响现有工作,较为年长的医生因即将退休不愿参加培训,大多数情况下只有选派青年医生参加培训,然而青年医生人数也十分有限,且全科医生培训往往需要一定的脱产学习时间,因此选派医生参加全科医生培训是非常棘手的问题。

与国外相比,我们更关注的是他们有自己独特的全科医生培养模式。但是,从我国的国情来看,在我国时刻坚守在岗位、在基层守住健康之门的基层全科医生占据我国全科医生的主体。由于民族地区基层员工的缺乏,他们往往需要身兼数职。他们工作繁忙,无法及时更新自己的知识,也就逐

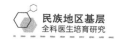
渐不能满足岗位的需求。目前,民族地区基层在职全科医生还没有明确的方法来提高他们的临床技能,无论是全科医生的培训还是在职医生的进修,我们都需要新的方法新的途径来提高民族地区基层全科医生在基本医疗服务方面的能力。克服民族地区基层全科医生工作和学习的冲突矛盾,加快培训合格的全科医生,提高已经在民族地区基层工作的全科医生卫生服务能力是目前我们全科医学的重要工作之一。

四、职业发展路径不清晰,基层全科医生工作积极性不高

没有明确的全科医生职业范畴,我国的全科医生在民族地区基层卫生服务大部分扮演的是健康档案管理、慢性病管理的角色,和发达国家对比来看,我国的民族地区基层全科医生重视对慢性病的管理,而缺少其他方面临床技能,无法为签约对象提供全程性、连续性、整体性的医疗服务。而且现有的绝大部分针对全科医生的培训都是以理论授课为主,缺乏技术操作方面的培训。因此,全科医生在民族地区基层医疗服务中常常觉得力不从心,岗位胜任力明显不足。

全科医生需要不断学习和提高,不仅要丰富自己的实践,还要不断提高自己的专业水平,引导每一位民族地区基层全科医生自己学习和发展,以更好地适应工作需要,适应社会医疗事业发展的需要。然而,我国的民族地区基层全科医生在工作中得不到更好的激励,尤其是不能引导他们的再学习和可持续的职业发展。在工作时有一定数量的继续教育和培训,但其中很多流于形式,缺乏综合评价和监督体系,特别是内容不能对他们的医学教育和指导有针对性,使很多民族地区基层全科医生即使取得继续教育和持续的职业发展证书或相应的学分,医疗服务的能力却也没有得到大幅增加。

民族地区基层医生自身对全科医生没有形成一个正确的认识,对未来全科医生的职业发展前景并不看好,缺乏职业信心,工作稳定性不高,大多

数医生选择在民族地区基层执业并非自身意愿。我国全科医学处于起步和探索阶段,加之不同地区的民族地区基层医疗卫生水平参差不齐,乡镇卫生院和城市的社区卫生服务中心之间的职能不同。由于目前政府对"公共卫生"的投入较多且呈现逐步提高的趋势,导致基层单位误以为国家只重视购买"公共卫生服务"而忽视"基本医疗"这一业务主体,导致失去医疗支撑的公共卫生服务质量和水平大打折扣。加之目前国家尚未针对我国民族地区基层全科医生的岗位职责做出明确规定,导致医院管理者和民族地区基层医生对全科医生岗位职责的认识模糊,存在分歧和偏差。在发达国家,全科医生是非常受欢迎的,不仅收入可观,还具有较高的社会地位,是一个令人尊敬的职业。据了解,国外全科医生的收入是社会平均工资的 2～3 倍,这与当下我国社会全科医生的薪酬形成鲜明的对比。在学科地位方面,2012年全科医学正式被列入临床医学二级学科目录,与内科学、外科学等同列,然而同为二级学科,全科医学却没有得到足够的重视。多数民族地区基层全科医生人才匮乏且工作积极性不高,最主要的原因就是医生的薪酬福利低,然后就是其社会认可度较低,导致医生工作没有成就感,同时,进修、培训的机会较少及职称晋升困难也是很重要的原因。

五、激励机制欠缺,基层全科医生队伍难以稳定

我国全科医生队伍建设起步较晚,尤其是民族地区基层全科医生人才队伍依然是我国医疗卫生事业发展的短板。由于民族地区经济条件和环境条件存在客观上的制约性,医疗卫生服务人员的工资收入和福利待遇一直都处于中等甚至偏下的状态,而且工作环境较差,虽然有的已经翻盖了卫生室房屋,配置了一些设备器材,但是整体上与大医院相比差距还是很大的。尤其在民族地区基层医疗卫生服务人员享受的基层工作补贴、津贴和优惠政策等保障激励措施相对较少。由此可见,在待遇保障激励方面,目前民族

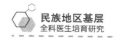

地区存在的缺失问题还很明显,缺少完善的、有效的激励保障制度,一方面不能够给民族地区基层的医疗卫生服务人员营造一个稳定的生活状态,很难保证他们能够心在基层,另一方面这样的状态不利于吸引优秀医疗卫生人才来到民族地区基层、来到农村,更不能稳住优秀的医疗卫生服务人员队伍扎根在基层。人员队伍不充足,最根本的基础都难以打好,民族地区基层医疗卫生服务的改善更难以进行。

六、基层全科医生培养体系不完善,培养模式单一

民族地区基层全科医生的培训基地主要是放在各医学院或者相关医院,主要涉及基础理论知识学习和临床实践两方面。基础理论知识一般是在高校内完成,由专家授课,但是这种形式过于单一,而且一般的专家都是固定的,甚至没有接受过全科医学的教育,缺乏全科医学的观念,采用这种单一的填鸭式学习,学员们只能被动地应付学校的考试,却没办法应付现实的考试。临床实践一般都会安排在三甲医院,相对而言设备更先进齐全,但是大医院一般偏向于专科,全科医生很少,所以一般带教老师都是各科室的专业老师,最后学会的技能也是一个个科室的简单拼凑,很难达到预期的培训效果。

民族地区基层全科医生培养需要完善制度,需要构建更加科学的体系,需要不断创新培养模式。从 1999 年开始,全科医生培训探索实践主要是从国外借鉴比较成熟的经验和模式,如今已经形成的全科医生培养的基本模式为"5+3"和"3+2",其中"5+3"为主要模式,"3+2"作为相应的辅助模式。我国引入全科医学的时间较短,经验有限,这方面的教育培训和综合服务等还存在诸多的问题,尤其是我国民族地区基层全科医生的培养制度还需要进一步完善,培养体系有待进一步优化。当前,我国民族地区基层全科

医生主要是高职院校的专科生、本科生和普通医学院校的本科生,这些大学生充实到全科医生队伍中来,主要到基层医院、社区医院和综合医院,其中有不少是农村基层医疗卫生院。我国一般根据病情实行分级诊疗制度,这就对不同层次的医院提出了不同的要求,对医生的综合能力也有一定的层次性划分,在培训方面也应该体现出不同的层次,以此确保他们更好地胜任对应的工作岗位。但是,现有民族地区基层全科医生的培养只规定了相关的内容,却不能依照分级制度对他们进行相应的培训,尤其是不能进行相应等级的考核和提升,造成当前我国民族地区基层全科医生的培养和综合管理体系存在突出问题。

第三节　民族地区基层全科医生培育瓶颈制约的原因

国内外医疗卫生服务实践充分表明,能否拥有合格的全科医生,建立以全科医生为核心的服务团队,提供预防为主、防治结合的医疗卫生服务,形成基层首诊、双向转诊、急慢分治、上下联动的分级诊疗模式,将直接关系到重大疾病的有效防控、人民群众健康水平的保障维护和医疗费用的合理控制,真正体现中国特色社会主义卫生与健康事业的公益性。20 世纪 80 年代后期,我国借鉴发达国家和地区的经验,开始了发展全科医学、培养全科医生的探索与实践。2011 年 7 月,国务院印发《国务院关于建立全科医生制度的指导意见》(国发〔2011〕23 号),围绕全科医生的培养模式、执业方式、使用激励等作出了一系列顶层设计。截至 2017 年年末,我国全科医生教育培养工作取得积极进展,适应行业特点的全科医生培养制度建设加快推进,培养体系初步建立,培养模式基本确立,全科医生数量不断增长,素质能力不断提高,使用激励机制逐步完善。同时也应看到,受经济社会发展水平制约,

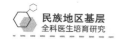
与日益增长的社会需求相比,我国全科医生收入低、职称晋升难、职业吸引力弱、合格全科医生数量匮乏的问题依然十分突出,能否加快培养大批合格的全科医生,已经成为深化医改、推进健康中国建设的瓶颈问题。①

一、全科医生培养体系不健全

目前我国全科医生培养体系采用的是 2011 年国务院印发的《国务院关于建立全科医生制度的指导意见》(国发〔2011〕23 号),对建立统一规范的全科医生培养制度、近期多渠道培养合格的全科医生、改革全科医生执业方式、建立全科医生的激励机制等做出了系统设计,明确将全科医生培养逐步规范为"5+3"模式。同时立足当前国情,采取转岗培训、助理全科医生培训、定向免费培养、岗位培训、对口支援等多种措施,加快壮大全科医生队伍,②建立了初步的全科医生培养体系。在卫生体系完善的发达国家,老百姓看病比较方便,每万人口需要有 5 名全科医生服务,才能保证每个家庭常年得到家庭医生的服务,目前我国全科医生培养与发达国家差距依然很大,全科医生培养体系还不健全。全科医生制度建设关乎分级诊疗制度建立,关乎医改成败,关乎人民群众健康。各级政府、各有关部门要全面贯彻党的十九大精神,将加强全科医生队伍建设作为深化医改、推进健康中国建设的重大任务,作为推进供给侧结构性改革、加快补齐医疗卫生人才短板的重要举措,以问题和目标为导向,进一步加强组织领导,强化政策协同,创新全科医生使用激励机制,健全适应行业特点的全科医生培养制度,加快全科医生培养体系建设步伐。

---

① 武宁,程明羕,闫丽娜,等.中国全科医生培养发展报告(2018)[J].中国全科医学,2018,21(10):1135-1142.
② 同①.

（一）需要健全适应行业特点的人才培养制度，进一步加大全科医生培养力度

立足国情，紧扣需求，遵循医学教育规律和全科医生成长规律，围绕医学人才培养体系的全过程，不断健全全科医生培养制度。深化院校全科医学教育改革，加强全科医学学科建设，面向全体医学生加强全科医学教育，鼓励有条件的高校设立全科医学系或全科医学学院。健全毕业后全科医学教育制度，加强全科医生培训基地和师资队伍建设，扩大全科专业住院医师招生规模，提高人才培养质量。推动住院医师规范化培训基地（综合医院）设立全科医学科，实行动态管理。完善全科医学继续教育体系，制定全科医生继续教育指南，大力发展远程继续教育，普及全科适宜技术，实现全科医生医学继续教育全覆盖。拓宽全科医生转岗培训实施范围，鼓励二级及以上医院有关专科医师参加全科医生转岗培训，培训合格的增加全科专业执业范围。继续通过全科专业住院医师规范化培训、助理全科医生培训、转岗培训、定向免费培养、师资培训等多种途径，加大人才培养力度，努力满足人民群众对合格全科医生的紧迫需求。[①] 大力加强全科医学人才培养力度，明确人才培养目标，完善人才培养体系。借鉴国外的"三阶段"培养体系，建立具有中国特色的全科医学人才培养模式。提高全科医学生的临床思维能力，采用以病例为中心、问题为基础、社区为导向的教学模式，加强全科医生基层医疗知识和技能的培养，夯实基层首诊的"守门人"制度。以职业素养教育和社区实践能力培养为主线，实现人文素质和医学知识技能的协调互补。通过多维度把学生培养成为合格的高质量应用型医学人才。

---

① 武宁，程明羕，闫丽娜，等.中国全科医生培养发展报告（2018）[J].中国全科医学，2018，21(10)：1135-1142.

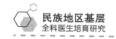
（二）需要探索合作教育之路——创新培养全科医生人才基地合作教育模式

合作教育的实质就是，一种将理论学习与真实的工作经历结合起来，从而使课堂教学更加有效的教育模式。基地中心设在校本部，在省内建立若干个基地群，选择省内部分城市各一座学校非直属附属医院作为"省市校共建全科医师骨干培训基地分基地"，各分基地下设若干个临床实践培训基地、社区实践培训基地（乡镇卫生院）和疾病预防与控制培训基地，形成三级基地网络，为培养全科医生人才提供充足的实践基地。根据人才培养的目标定位，制定与全科医生人才培养要求相适应的各级教学基地建设标准。按全科医生的岗位功能要求，模拟标准的社区卫生服务中心和基层医院，筹建与全科医生培养要求相适应的实践教学技能中心。①

（三）需要更新教学培养理念，构建科学的培养方案

1981年Clarke等认为全科医生毕业时应做到：(1)对预防疾病和保护健康应采取积极的、始终如一的和理智的态度；(2)应意识到个人和社区健康的重大变化，可能会取决于人的行为改变；(3)对全科医生这个角色应持正确的态度，并具备成为合格医生的必要能力和信心。国外的全科医生培养一般需要六七年时间，如美国，就包括4年的本科教育和4年的医学培训。但中国当前基层医学人才匮乏，需要一批全科医生尽快进入基层卫生机构开展服务，以利于卫生体制改革的顺利进行。现阶段国外的培养模式显然不适合中国的国情。目前国家订单免费定向医学生学制5年，5年内如何能培养出初级的准全科医生，需要依据《本科医学教育标准——临床医学专业

① 潘小炎.面向农村服务基层的全科医生培养模式构建：以广西医科大学为例[J].经济研究导刊,2012(24):49-50.

（试行）》和全科医生的工作岗位要求为出发点和落脚点进行教学设计，以突出实践教学、突出应用型、突出能力培养为主线，构建科学的人才培养方案，将课程设置为综合素质模块、基础课程模块、临床课程模块、预防保健课程模块、专业技能课程模块，并将课程进行优化整合。为加强动手能力，采取"3.5＋1.5"模式进行，前三年半为理论学习，后一年半为实习期，真正达到培养融预防、医疗、保健、康复、健康教育、计划生育为一体的满足社区卫生服务工作的全科医学实用专门人才的目标。[①]

二、培养水平和质量有待提升

2000年，原卫生部成立全科医学培训中心，挂靠在首都医科大学，承担全国全科医学教育指导工作。全国28个省（区、市）相继成立省级培训中心，形成全国全科医学教育培训协作网。2001年，原卫生部与原人事部发布《预防医学、全科医学、药学、护理、其他卫生技术资格考试暂行规定》（卫人发〔2001〕164号），明确全科医学专业分为中级资格、高级资格，并开始在全国统考。2003年，复旦大学上海医学院开始全科医学硕士科学学位研究生教育。2006年，首都医科大学率先开展全科医学博士科学学位研究生教育。2006年，国务院发布《国务院关于发展城市社区卫生服务的指导意见》（国发〔2006〕10号），原人事部等5部门联合印发《关于加强城市社区卫生人才队伍建设的指导意见》（国人部发〔2006〕69号），要求加强全科医学、社区护理学教育和学科建设，开展社区卫生服务人员岗位培训，大力开展具有全科医学特点的、针对性和实用性强的继续教育活动。同年，国家启动"中西部地区城市社区卫生人员培训项目"，原卫生部、国家中医药管理局先后制定培

[①] 潘小炎.面向农村服务基层的全科医生培养模式构建：以广西医科大学为例[J].经济研究导刊，2012(24)：49-50.

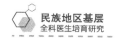
训大纲和培训管理办法,通过 5 年时间,轮训了各类社区卫生服务人员 20 万人次,使其达到岗位需要的基本要求。2009 年,中共中央、国务院印发《中共中央 国务院关于深化医药卫生体制改革的意见》(中发〔2009〕6 号),提出了"保基本、强基层、建机制"的工作路径,明确要求加强基层医疗卫生人才队伍建设,特别是加强全科医生的培养培训。2010 年,国家发展改革委等 6 部门印发《以全科医生为重点的基层医疗卫生队伍建设规划》(发改社会〔2010〕561 号),明确提出"到 2020 年,通过多种途径培养 30 万名全科医生"。2010 年,原卫生部启动全科医生转岗培训,对在基层医疗卫生机构中从事医疗工作、尚未达到合格全科医生要求的执业(助理)医师,进行以全科医学理论为基础、以基层医疗卫生服务需求为导向、时间不少于 12 个月的轮转培训。同年,国家发展改革委等 5 部门启动实施农村订单定向医学生免费培养工作,重点为乡镇卫生院及以下的医疗卫生机构培养从事全科医疗的卫生人才,定向医学生在校学习期间,享受免除学费、免缴住宿费、享受补助生活费的待遇,毕业后服从安排到指定乡镇卫生院服务至少 6 年。党的十八大以来,以习近平同志为核心的党中央重视全科医生培养,并多次明确提出加强基层医疗卫生服务体系和全科医生队伍建设。2018 年 1 月,国务院办公厅印发《关于改革完善全科医生培养与使用激励机制的意见》(国办发〔2018〕3 号),以问题和需求为导向,围绕健全全科医生培养体系,创新全科医生使用激励机制,制定了一系列重大改革举措。尽管有国家政策支持,但是随着医疗资源的下沉,社会对全科医学人才的需求越来越大,素质要求也越来越高。近年来,我国基层医疗卫生人员数量已得到较大增长,但医务人员的素质水平和服务能力却相对落后。全科医生的素质直接关系到基层医疗卫生机构的服务质量和水平。民族地区基层全科医生队伍建设相对落后,人才极度缺乏,基层医务人员业务能力不足,整体素质水平较低。朱斌等通过调查江苏省基层全科医生岗位现状发现,基层全科医生人才队伍结构失衡,整体文化水平较低和高级职称比例较低。赵睿等人调查结果也显示,安徽省基层全科医生文化程度是本科及以上水平的仅占5.28%,初级职称人员占62.22%。人才结构的不均衡必然会影响人才素质的提升。赵睿等人调查结果显示,文化程度和职称是全科医生素质需求的影响因素之一。基层医疗人才队伍学历低、职称低,高水平、高素质全科医生的匮乏严重制约着基层医疗卫生的进一步发展。①

（一）全科医学学科建设缺乏全科医学教育蓝图

全科医学学科建设比较薄弱,高等医学院校和全科人才培养基地(包括综合医院和基层医疗机构)对学科发展重视还不够,全科医学学科支撑平台亟须加强,全科医学师资特别匮乏。

中国目前的全科医学师资仍以公共卫生和临床专科专业为主,全科医学领域的师资较少。在遵循角色楷模规律的医生成长过程中,中国全科医生还需要可以作为楷模的全科医生教师。虽然尚不能完全实现由全科医生培养全科医生,但这是未来的努力方向。年轻一代的全科医学教师正在成长,但全科医学师资培养的规模化和专业化,比全科医生队伍的发展过程还要漫长,任务也更艰巨。首先,医学院应该有全科医学教授（mentor）,教学医院应该有全科医学主任医师;其次,培训基地要有既懂得全科医学理论和实践,又懂得教育学理论和实践的教师（educator）作为师资骨干力量;最后,要有更多的全科医生具备临床带教能力（supervisor）。但目前,上述3种教师的数量均不足。② 从全科医学学科建设的角度来看,全科医学

① 赵睿,刘峰,朱坤,等.基层医疗卫生机构全科医生的能力素质现况及需求调查[J].右江民族医学院学报,2019,41(6):698-702.
② 杨辉,等.中国全科医生队伍建设的发展、挑战与展望[J].中国全科医学,2019(19):2267-2279.

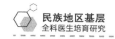

学科建设缺乏全科医学教育蓝图（blueprint）。全科医学教育蓝图，是告诉在高校、教学医院、培训基地、全科诊所的学生、学员、医生、教师，中国合格全科医生应具备的核心要素是什么。而且，这个教育蓝图不仅适用于某个教育或培训机构，也适用于所有与全科医学教育和培训有关的人员和机构。全科医学教育蓝图是一个标尺，是对全科医生的基本要求，无论是转岗培训还是全科医师规范化培训，无论是在岗培训还是定向培养，全科医学教育蓝图是一个公平的跨栏高度，培训合格的全科医生都应该能跨过这个基本高度。在全科医学教育蓝图下，仍需要进一步设计和实施达到目标的路径（route，不同起点的全科医生如何达到全科医生的基本和通用标准）、手段（tactics，中国需要 *Murtagh's General Practice* 这样的全科医学教科书，而非每专科一本的丛书）、细则（chapters，针对社区主要人群和亚人群、主要健康问题和疾病负担、主要干预措施和全科临床路径的全科培训方案）。同时这个路径也是接力过程，大学本科、住院医师规范化培训、职业化培训、持续职业发展各阶段应相互配合，各司其职，共同为达到目标作出贡献。[①]

（二）教育培训体系还需进一步完善，全科医学人才质量有待提高

截至 2019 年，我国已建成 558 个全科医生基地和 1660 个基层实践基地，初步形成了较为系统的全科规范化培训体系，但是要实现每万名居民有 2～3 名合格的全科医生，现有的教育培养系统远远不够。从全科医生培养数量来看，中国全科医生队伍分为第一队列为转岗医生和第二队列是全科医师规范化培训医生。根据《国家卫生健康委办公厅关于印发全科医生转岗培训大纲（2019 年修订版）的通知》（国卫办科教发〔2019〕13 号）的要求，第一队列为转岗医生转岗培训的总时长不少于 12 个月，其中面授 56 学时、

———————

① 杨辉, 等. 中国全科医生队伍建设的发展、挑战与展望[J]. 中国全科医学, 2019 (19): 2267-2279.

063

基层医疗卫生实践不少于 1 个月。转岗培训的实际培训时间较短,可能会影响转岗医生的全科胜任力。第二队列是全科医师规范化培训医生,根据《住院医师规范化培训内容与标准(试行)》,全科医师规范化培训年限为 3 年(实际培训时间不少于 33 个月),其中临床科室轮转培训 27 个月、基层实践培训 6 个月[①],目前经该途径培养的全科医生数量不足全科医生总数的一半。经过上述两种途径培养的全科医生,在培训生源、培训实践、临床经验、带教师资等方面均存在明显不同。无论是转岗培训,还是全科医师规范化培训,中国各地区在执行方面也存在差异[②],这都影响全科医生的培养质量。全科医生的培养周期较长,全科医学教育系统不能在短期内培养出足够数量的一致性强的高质量的全科医生,是民族地区基层全科医生培育瓶颈制约的主要原因之一。目前中国的全科医生规范化培养主要实行"5+3"模式,欠发达地区乡镇卫生院、村卫生室主要采用"3+2"模式,也影响了少数地区基层全科医生质量。然后就是家庭医生培训体系和所有的在职医生再接受医学继续教育的体系还有待建设和完善,以及每年的评估体系也不够完善。

（三）地域分布很不均衡

我国在培全科专业住院医师 3.4 万人,全科医生总体数量仍然不足,且地域分布很不均衡,江苏、上海、北京、浙江 4 省(市)每万人口全科医生数高于 3 人;陕西、江西、辽宁等 7 省份每万人口全科医生数仍低于 1 人;21 个省处于全国平均水平以下,其中包括山东、河南、四川等人口大省。我们希望未来我国全科医生占医生群体的比例能够达到 20% 以上,但是 2017 年年底

---

① 国家卫生计生委办公厅.住院医师规范化培训内容与标准（试行）[EB/OL] (2019-02-01)[2019-05-22]. http://www. nhc. gov. cn/ewebeditor/uploadfile/2014/08/20140825155108969. PDF.

② 杨辉,等.中国全科医生队伍建设的发展、挑战与展望[J].中国全科医学,2019 (19):2267-2279.

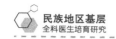

的全科医生比例只占 7.5%，①随着城市化进程加快，中国的城乡差距在逐渐缩小，但二元化社会和分化的社会阶层依然存在，这个差距不仅体现在经济和产业结构上，也体现在医疗服务系统、社会医疗保险、公共卫生政策上。随着社会变迁，中国农村人口的老龄化程度高于城市，预计 2030 年中国农村和城市 60 岁及以上人口占比将分别达到 21.8% 和 14.8%②，这提示农村地区较城市地区具有更高、更复杂的医疗服务需求③。与之相对应的，2018 年中国卫生技术人员总数为 952.9 万人，其中 612.9 万人在医院、49.9 万人在社区卫生服务中心（站）、118.1 万人在乡镇卫生院。可见，中国的卫生人力主要分布在城市和医院，少数民族地区基层的全科医生更少。针对我国基层卫生人力资源相对薄弱、农村和少数民族地区尤其缺乏的现状，各地区开展了助理全科医师培训、农村订单定向免费培养、特岗培训、对口支援等多种培养策略。

三、全科医生岗位的吸引力问题

决定全科医生岗位吸引力的主要因素有两个：第一，待遇、收入；第二，职业发展前景。因此，如果待遇、收入缺乏吸引力，职业发展前景暗淡模糊，会有多少人真正愿意为这个事业献身呢？但是，我们恰恰存在这方面的问题：全科医生岗位待遇低、社会地位低、职称晋升难、高级岗位配置少、职业发展路径不清晰、相关配套政策不完善。2018 年 1 月，国务院办公厅印发了

① 迟春花."健康中国 2030"与全科医生队伍建设[J].领导科学论坛，2018(12)：76-96.

② FANG C，WANG D W. Demographic transition：implications for growth[M]//GARNAUT R，SONG L G. The China Boom and Its Discontents. Canberra：ANU Press，2005.

③ 世界卫生组织.中国老龄化与健康国家评估报告[R].日内瓦：世界卫生组织，2016.

《关于改革完善全科医生培养和使用激励机制的意见》，这是一个指导全科医生培养和使用激励机制改革的详细意见，文件内容分为总体要求、建立健全适应行业特点的全科医生培养制度、全面提高全科医生职业吸引力、加强贫困地区全科医生队伍建设、完善保障措施 5 个部分。其中提出的全面提高全科医生职业吸引力的要求，包括改革完善全科医生薪酬制度（提高全科医生的收入）、完善全科医生聘用管理办法、拓展全科医生职业发展前景（全科医生怎么晋升，怎么去做大学教授）、鼓励社会力量举办全科诊所、增强全科医生职业荣誉感。但相关运行监督机制还在逐步完善中。

（一）改革创新使用激励机制，全面提高全科医生职业吸引力

围绕破除全科医生队伍建设的体制机制藩篱，加强制度和机制创新。推进医疗服务价格改革，充分体现全科医生技术劳务价值。改革基层医疗卫生机构绩效工资制度，合理核定政府办基层医疗卫生机构绩效工资总量，使基层医疗卫生机构全科医生薪酬收入与当地县区级综合医院同等条件临床医师薪酬水平相衔接，对经住院医师规范化培训合格的全科医生进一步加大倾斜力度。推进家庭医生签约服务，签约服务费可用于家庭医生团队薪酬分配。完善全科医生聘用管理办法，简化招聘程序，对本科及以上学历医学毕业生或经住院医师规范化培训合格的全科医生，基层医疗卫生机构可采取面试、组织考察等方式公开招聘，鼓励实行"县管乡用"（县级医疗卫生机构聘用管理，乡镇卫生院使用）、"乡管村用"（乡镇卫生院聘用管理，村卫生室使用）。拓宽全科医生职业发展前景，基层医疗卫生机构对取得住院医师规范化培训合格证书的本科学历全科医生，在人员招聘、职称晋升、岗位聘用等方面，与临床医学、中医硕士专业学位研究生同等对待，并及时落实相关工资待遇。鼓励社会力量举办全科诊所，医疗机构规划布局不对全科诊所的设置做出限制，实行市场调节。对提供基本医疗卫生服务的非营

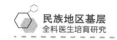
利性全科诊所,与政府办基层医疗卫生机构同等对待。对长期扎根基层、作出突出贡献的全科医生给予表扬和奖励,增强全科医生职业荣誉感和归属感,提高全科医生的社会地位。①

(二)加强全科医生职业认同,提升全科医生岗位的吸引力

在全科医生建设实施过程中,基层全科医生是医疗服务系统基层医疗服务的主要支撑者,在深入推进医疗改革、健全全民医保体系中具有不可替代的重要作用。作为社区居民健康的"守门人",全科医生是为个人、家庭和社区提供优质、方便、经济有效、一体化医疗保健服务,进行生命、健康与疾病全方位负责式管理的医生。随着我国医药卫生体制改革的不断深化,全科医生在转变医疗服务模式、实现人人享有基本医疗卫生服务目标中的作用日益凸显。维护基层全科医生队伍的稳定性,提高全科医生的工作积极性,使其在基层实现"下得去、留得住、用得上、干得好",改善其职业认同是关键一环。职业认同是人们在从事某职业活动过程中对职业活动的性质、内容、社会价值和个人意义等熟悉和认可的情况下形成的,是努力做好本职工作、达成组织目标的心理基础。而社会支持是个体在社会中感受到的被尊重、支持和理解的情感体验,是个体对想要获得或能够获得的外界支持的感知。全科医生的社会支持水平体现了其与社会相关群体的关系情况,并对其职业认同水平产生重要影响。社会支持对职业认同影响最大,近年来,我国医患关系长期处于紧张状态,医生是救死扶伤的职业,这种职业特点本该受到公众的爱戴,然而现状却是医患冲突不断升级:一方面,患者怨声载道,抱怨医药费昂贵却得不到相应的医疗服务;另一方面医生叫苦,在承担

---

① 武宁,程明羡,闫丽娜,等.中国全科医生培养发展报告(2018)[J].中国全科医学,2018,21(10):1135-1142.

繁重工作的同时还要承担来自患者、公众等各方的压力,他们感受不到尊重和认可,因此出现对职业缺乏获益感的情况。在这种社会背景下,全科医生的职业获益显著下降,从而导致其职业认同水平明显偏低。因此,应加强全科医生的社会支持力度,从而提高其职业获益感,最终提升全科医生的职业认同水平①。同时,提高全科医生职业吸引力还需个人、机构、政府三方面共同努力,营造良好的医疗环境,促进全科医生的全面发展。第一,为方便提供基层医疗卫生服务,给全科医生提供优质的医疗卫生环境,需要从两方面完善基层医疗机构的软硬件建设:一是基层医疗机构要合理划分门诊、收费、药房各部,优化机构设置,方便诊疗,提高效率;二是政府要给予充足的经济支持,加大资金投入,添置先进的医疗设施设备,改善办公环境和生活配套。第二,政府和相关的卫生部门须继续将卫生政策向基层医疗倾斜,逐步提高基层医护人员待遇,给基层卫生人员提供更多的职业发展机会,健全和完善基层医护人员的编制与职称评定等制度,寻求有利于吸引和留住基层医护人员的政策或措施。对机构而言,医院管理者应该重视对满意度较低的条目的调查研究,积极改进和完善工作条件,提高全科医生的工作满意度。对个人而言,医护人员必须树立高度的社会责任感和个人责任心,要不断提高自己的职业技能,和谐医患关系,"救死扶伤"是医护人员的天职,从为患者服务中感受到工作的快乐。② 第三,在培养教育中增加理想信念、服务基层的思想政治教育,从而提升个人对职业的认同。

---

① 王国文,等.山东全科医生职业认同与社会支持关系[J].中国公共卫生,2016(6):818-820.

② 李丽清,卢祖洵.全科医生职业吸引力的结构方程模型研究[J].中国卫生统计,2019,36(4):601-608.

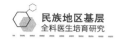
第四节　健康乡村背景下民族地区基层对全科医生的渴望

一、全科医生是乡村居民健康的"守门人"

全科医生是具有较高综合程度的复合型临床医学人才,主要在城市社区卫生服务机构和农村乡镇卫生院等基层,承担常见病、多发病的诊疗、转诊、慢性病的预防、康复、保健、健康管理等一体化服务。全科医生的服务对象涵盖了不同性别和年龄的人群以及他们所涉及的生理、心理、社会等各层面的医疗和健康问题,因此被称为居民健康的"守门人"。[①] 全科医生也是分级诊疗"首诊在基层"的主力军和医疗费用的"守门人"。于晓松教授进一步解释道"守门人"有两个含义:一是全科医生绝大部分都在社区、乡镇和农村基层工作,居民如果出现身体不适可在第一时间得到全科医生的帮助。全科医生工作是一种以人为中心的诊疗模式,所服务的辖区人口相对稳定,为个人、家庭、社区提供医疗服务,诊疗技术也多为基本医疗技术,对患者照顾范围更宽,也更加注重满足患者对伦理和生命质量的需求。全科医生立足基层,承担社区卫生服务中心(站)的临床工作,开展门诊、巡诊、家庭病床、康复等多种形式的卫生服务,满足辖区居民基本卫生需求;承担高血压、糖尿病、心脑血管病等慢病防治和管理工作,进行院前急危重患者现场抢救并及时上转。二是全科医生的工作还包括参与宣传、普及、推广健康理念,开展预防保健、健康教育、健康促进和健康管理等,通过对社区健康人群和高危人群的筛查与咨询,减少疾病发生或把疾病控制在早期。全科医生还要开展社区妇女保健、儿童保健与老年保健,开展流行病、传染病的预防、监测

---

① 国务院.国务院关于建立全科医生制度的指导意见[EB/OL].(2011-07-07)[2018-12-11]http://www.gov.cn/zwgk/2011-07/07/content_1901099.htm.

与控制工作,提供心理卫生咨询等基本精神卫生服务,并做好社区卫生服务各项登记、统计和分析总结工作。于晓松教授认为,全科并不意味着全科医生的知识结构、岗位能力水平比专科差,全科医生有其自身的特点,他们的知识结构更加宽泛,不论小孩还是老人,心脑血管疾病或还是消化系统疾病,他们都有所了解;全科医生与内科医生、外科医生一样也是专科医生,且更善于与患者沟通协调,在疾病诊治和康复过程中能更多地体现医学的人文关怀。于晓松教授介绍,建立分级诊疗制度,实行以全科医生为重点的家庭医生签约服务,是我国医疗卫生事业的发展方向,也是国际通行的做法和成功经验,目前世界上主要发达国家和部分发展中国家都已建立起了比较完善的全科医生制度。于晓松教授指出,英国全科医生制度的成功经验有,首先,英国的全科医生深得英国居民的信任。在一项有关 11 个发达国家医疗制度的调查中英国荣居首位,绝大多数英国人对他们的全科医生表示满意。以精神疾病为例,英国 90% 的精神疾病患者由全科医生照顾,通过熟悉他们的全科医生和护士鼓励患者接受治疗,有利于取得更满意的效果。其次,全科医生通过把不需要去医院的人"挡"在医院大门之外而节约了宝贵的医疗资源,真正担当起"守门人"的职责。[①]

（一）社区医疗信息的掌握者

我国社区全科医疗站的设立需要从各个方面进行调查,这样才能开展社区医疗活动。将试点社区与全科社区的区域卫生规划结合起来,同时在电脑上建立居民健康资料等信息,对收集的信息进行有效分析、讨论、研究。只有掌握卫生医疗现状,才能更好实施全科医疗。

---

① 迟春花."健康中国 2030"与全科医生队伍建设[J].领导科学论坛,2018(24):76-96.

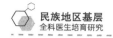
（二）社区急病整治的先锋者

全科医生在社区卫生服务和医疗初级保健服务中起着先锋作用。全科医生有责任和义务对常见疾病和意外伤害以及常见急诊进行权威有效的处理，引导社区居民树立卫生基本常识和急救基本技能。且社区医疗应及时为开展社区急救联系转诊。此外，全科医生还需要掌握心理和生理医疗的基本技能；经过对收集信息的处理分析再对患者进行相关的治疗处理；针对危害较大的慢性病应通过社区监控网络进行细致观察，时刻观察患者病情，判断是否加重。

（三）社区医疗服务的实施者

全科医生是对社区医疗具体负责的整体，负责个人家庭乃至整个社区的健康工作，社区疾病的医疗以及社区居民的健康都需要全科医生的专业素养来维护，他们不仅是社区居民健康的守护者更是矫正实施者。全科医生负责预防为主方针的实施，以保证居民的健康和疾病的防御措施落实。全科医生对社区医疗服务的实施包含进行健康危险因素的评估和测定，对其进行一定的评判，对生活行为方式进行健康教育行为指导，劝导居民树立卫生观念和健康意识，保障医疗卫生健康的实施和落实，对传染病的预防进行全方位的管理，对实时病情及时监测，对社区里的人群尤其是婴儿进行预防接种，对社区的卫生严加看管，保证社区卫生符合国家要求，给社区营造良好的卫生环境。培养社区居民的个人意识，卫生防治要从个人抓起，这样整个社区医疗实施便会容易，注意及时与居民和患者进行交流，掌握第一手信息以便准确实施措施，控制疾病从预防和整治两端抓起，才能更好地遏制疾病的发展。开展全面的临床医疗防治工作，对临床患者进行全方位、准确的治疗，为社区医疗的进行制定正确的方案，这是全科医生的重要责任，也是进行社区医疗卫生的重要措施。

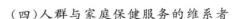

（四）人群与家庭保健服务的维系者

全科医生的必备基本知识就是家庭周期理论和家庭动力学，这些知识是成为一个全科医生的必备修养，在全科医生未来职业生涯发展中发挥着重要的作用。一个素质过硬的全科医生能够结合其中的观点展开分析论述，全方位掌握卫生医疗的基本信息，从而根据自己收集的情况对社区居民的保健进行维系。同时也要对社会、家庭、行为以及心理等因素在个体的健康和疾病等方面造成的影响进行分析，因为患者的病情可能是多方面因素造成的，且具有独特性与偶然性，全科医生必须要学会与患者沟通，与患者的全方位沟通可以准确、有效地掌握患者的病情。全科医生需要对社区居民进行全方位、长时间的高度负责。时间范围从其产生期直到临终前，在这段时间内均需给予居民相关的医疗保健，儿童、老人、妇女、精神疾病患者以及残疾人需要全科医生的重点医疗保健与呵护。

二、基层是乡村居民防病治病的主战场

全科医生是基层医疗的核心。我国基层医疗卫生服务最早可追溯到 20世纪 50 年代。我国是一个农业大国，1949 年中华人民共和国成立之初，广大乡村医生就植根农村，为我国农村卫生事业发展和广大农民群众健康作出了巨大贡献。1949 年我国农村医疗机构仅有病床 20133 张，卫生技术人员 328276 人，卫生资源十分匮乏。随着人民公社的发展，我国农村基层卫生网逐步建立起来，培养了一支数量庞大的半农半医的"赤脚医生"（现名乡村医生）队伍。为提高农村防病治病水平，从 1950 年起，国家一方面通过"联合诊所"方式整合农村原有医疗资源，另一方面利用城市卫生资源支援农村。20 世纪 60 年代初，毛泽东同志发出"把医疗卫生工作的重点放到农村去"的"六·二六"指示，广大军内外医务工作者分批分期深入农村，仅 1965 年到 1967 年间就有 16 万余名赤脚医生接受了培训。基层是我国广大城乡居民

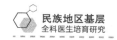

防病治病的主战场,赤脚医生是农村最基层的医生,数以百万计的赤脚医生在接受一定培训后回到农村,一边参加农业生产劳动,一边传播卫生知识和开展简单的防病治病工作,构筑了农村三级医疗预防保健网的"网底"。"赤脚医生"也是合作医疗制度的主要实践者和忠实执行者,有研究显示,我国农村合作医疗制度在 20 世纪 60 年代初步形成,70 年代达到鼎盛时期。这一时期,全国农村拥有赤脚医生 180 多万名,卫生员 350 万名,接生员 70 万名。到 1965 年初步形成了以集体经济为依托的县医院、公社卫生院、大队(村)卫生室,三级医疗机构分工合作的农村初级医疗卫生网。经过 30 年的发展,至 1978 年全国 2100 个县建有县医院 2363 所,床位达到 298326 张,卫生技术人员为 221778 人。到 1980 年,全国有乡(公社)卫生院 55412 所,床位 775413 张。到 1983 年,全国有村卫生所 61 万个,乡村医生和卫生员 127.9 万人,农村卫生员和接生员 192.8 万人。[1] 中华人民共和国成立初期,中央人民政府提出了"面向工农兵、预防为主、团结中西医、卫生工作与群众运动相结合"的新中国卫生工作方针。在城市,国家直接举办三级医疗卫生机构,在工矿、机关、学校普遍建立了医院或医务室,大中城市为方便居民就医,建立了街道医院、门诊部和居委会群防站、红十字卫生站等,基本形成了三级医疗卫生体系。经过 30 年的发展,我国初步建立起一个基本覆盖城乡居民,低投入、高产出的医疗卫生服务体系和卫生防疫体系,不断夯实的基层卫生工作,为保障和提高城乡居民健康水平作出了巨大贡献。统计显示,我国居民人均期望寿命 1949 年为 35 岁,1960 年至 1965 年为 44.1 岁,1980 年到 1985 年达到 58.9 岁,2018 年达到 77 岁,孕产妇死亡率下降到 18.3/10 万,婴儿死亡率下降到 6.1‰,总体上优于中高收入国家平均水平。于晓松

---

① 武宁,程明羕,闫丽娜,等.中国全科医生培养发展报告(2018)[J].中国全科医学,2018,21(10):1135-1142.

教授指出,国内外实践表明是否拥有足够数量的合格的全科医生,能否建立以全科医生为核心的基层卫生服务队伍,能否提供以预防为主、防治结合为特征的基层医疗卫生服务和形成有效的分级诊疗服务体系,将直接关系到重大疾病防控、城乡居民健康水平提高和医疗费用的合理控制。基层是防病治病的主战场,但基层也是制约我国医疗卫生事业发展的"短板",而基层人才队伍则是短板中的短板。我国全科医生制度起步较晚,经验少,配套体系尚不完善,学科建设相对滞后,全科医生队伍处于总体短缺状态。全科医生数量不足、质量不高、素质参差不齐、待遇低、培养激励机制不完善、社会认知度不高等问题亟待解决。于晓松教授介绍,从数量上看,当前我国合格的全科医生数量仍然远远不够。2012 年年底,我国全科医生数量为 11 万人,占执业(助理)医师的 4.2%,每万名城乡居民拥有全科医生仅 0.81 人。到 2018 年年底,我国经培训合格的全科医生达到 30.9 万人,每万名城乡居民拥有全科医生 2.2 人。虽然近年来通过全科医生规范化培训等措施,我国培养了一大批合格的全科医生,但由于缺乏激励机制,基层全科医生仍在不断流失。从质量上看,我国基层医生本科及以上学历不到 40%,乡村医生更低且多数没有接受过严格规范的住院医师培训,一部分原有的社区医务人员通过转岗培训虽然基本掌握了全科医学基本理论,但距离合格的全科医生标准仍有一定差距。全科医生水平不高也造成了社区居民就医没有明显获得感,成为制约全科医学和基层医疗卫生发展的主要"瓶颈"之一。由于全科医生的主要工作场所在社区医院或村卫生室,医疗技术和设备不如大医院,因此有时还会被患者误认为全科医生就是过去的"赤脚医生",导致对全科医生缺乏信任,一些地区城乡居民至今仍不习惯到基层就医。

三、夯实深化医疗的实施者

党的十九大报告提出"实施健康中国战略",在全力推进健康中国战略

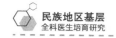

的各项重点任务中,再次强调以"强基层"为重点,着力提高基本医疗卫生服务能力,把更多人力、财力、物力和优惠政策向基层倾斜,发展家庭医生(团队)签约服务,切实发挥好全科医生健康"守门人"的作用。数据显示,2012年,我国40岁及以上人群慢性阻塞性肺疾病患病率为9.9%。全国18岁及以上成人高血压患病率为25.2%,糖尿病患病率为9.7%,与2002年相比,患病率呈上升趋势。10年来我国癌症发病率一直呈上升趋势,2013年全国肿瘤登记结果分析显示,我国癌症发病率为235/10万,其中肺癌和乳腺癌分别位居男、女性发病首位。2012年全国居民慢性病死亡率为533/10万,占总死亡人数的86.6%。心脑血管疾病、癌症和慢性呼吸系统疾病为主要死因,占总死亡人数的79.4%,其中心脑血管病死亡率为271.8/10万,癌症死亡率为144.3/10万。"心脑血管病、糖尿病、癌症等慢病患者,最需要的就是近在身边的全科医生。"于晓松教授说。他还强调,实践表明,能否拥有数量和质量都能够满足需求的全科医生队伍,建立以全科医生为核心的服务团队,提供预防为主,防治结合的医疗卫生服务,对于形成有效的"基层首诊、双向转诊、急慢分治、上下联动"的分级诊疗模式,有效防控重大疾病,合理控制医疗费用支出,维护和保障人民健康具有十分重要的现实意义。全科医生是居民身边的健康卫士,是居民健康的"守门人"。加强以全科医生为重点的基层人才队伍建设,培养数量充足、质量合格的全科医生已成为满足居民健康迫切需求的重点工作之一。近年来,符合行业特点的我国全科医生培养制度建设取得积极进展,为发展社区和农村卫生服务提供了有力支撑。针对目前我国全科医生队伍数量不足、质量总体不高、促进全科医生队伍建设发展的体制机制不完善等问题,2018年1月,国务院办公厅印发了《关于改革完善全科医生培养与使用激励机制的意见》(以下简称《意见》),该意见就加强全科医生队伍建设提出若干重要改革举措,明确提出到2030年,城乡每万名居民拥有5名合格的全科医生,全科医生队伍基本满足健康中国建设需求。于晓松教授认为,待遇问题是全科医生"下不去、留不住"的主要原因,目前基层医生和大医院医生的收入水平相差过大,容易导致在基层工作的医生人心浮动,因此,不解决待遇问题,培养多少合格的全科医生也都无法彻底解决基层卫生人才不足的问题。因此,要积极探索在医疗价格、人事薪酬、岗位聘任、职称晋升、签约服务、特岗计划、奖励表彰以及鼓励社会力量举办全科诊所等方面,加大改革创新力度,通过扩大收入来源提高全科医生薪酬水平,从而进一步提高基层全科医生岗位吸引力,吸引更多优秀医学毕业生加入全科医生队伍中来。对此上述《意见》也从建立适应全科医生特点的人事薪酬制度、增加全科医生收入来源、改革完善基层医疗卫生机构绩效工资政策等方面提出了具体要求。于晓松教授说,对在基层工作的全科医生的考核,因主要看他们的工作能力和工作绩效能否得到老百姓信任,所以工作质量是评价的主要依据。对此上述《意见》提出,对经住院医师规范化培训合格后到农村基层执业的全科医生,要让他们有足够的职业发展空间,可实行"县管乡用"和"乡管村用"。同时,加强全科医学基地建设、学科建设和师资队伍建设,通过全科医生转岗培训、订单定向免费培养、住院医师规范化培训等多种途径继续扩大全科医生培养规模。

农村和社区基层医疗卫生机构承担着疾病预防、健康管理、慢病康复等任务,全科医生肩负着居民健康"守门人"的重要责任,建立适合中国国情的全科医生制度,有利于充分落实预防为主方针,形成基层医院与大医院合理诊疗分工模式,优化医疗卫生资源配置。历史的原因造成长期以来我国基层医疗卫生机构发展较慢,技术力量比较薄弱,尤其是合格的全科医生非常紧缺。加强全科医生制度建设,壮大全科医生队伍是深化医改,建立分级诊疗制度,开展家庭医生签约服务,最大限度降低健康危险因素的需要,对于全面提升医疗卫生服务水平,全方位全周期维护和增进人民健康,推进健康中国建设具有重要意义。

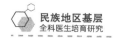
第三章　民族地区基层全科医生培育的主要模式

第一节　民族地区基层全科医生培育模式的形成

　　党和政府高度重视基层民族地区全科医生人才队伍培养。2009 年和 2010 年党中央相继下发了《中共中央 国务院关于深化医药卫生体制改革的意见》《中共中央 国务院关于加大统筹城乡发展力度 进一步夯实农业农村发展基础的若干意见》。2015 年教师节,李克强总理在会见全国优秀教师代表时指出,教育是促进社会公平的事业,教育资源要向基层少数民族地区倾斜。从现实需要来看,基层民族地区全科医疗人才非常匮乏,截至 2009 年年底,全国社区卫生人员 21.9 万人,乡镇卫生院人员 107.5 万人,村卫生室人员 105.8 万人,占全国卫生人员总量的 32.6%。村卫生室、乡镇卫生院、城市社区卫生机构的执业(助理)医师 60.6 万人,占全国执业(助理)医师总数的 29.1%。目前 6 万名全科医学的执业(助理)医师仅占医生总数的 3.5%,远低于国际上 30%～60% 的平均水平。为此,急需培养一大批"下得去、留得住、用得上、干得好"的全科医疗人才,解决少数民族地区"缺医少药"和"看病难、看病贵"的问题。

一、发达国家全科医生培养模式及其经验

　　20 世纪中叶全科医生制度在发达国家出现,经过半个多世纪的摸索,英、澳、法、美等发达国家都建立了比较完备的全科医生培养模式,其培养大致可以分为院校教育、规范化培养、继续教育三个阶段,每个阶段都有统一

严格的培训标准。我国自20世纪80年代开始探索全科医生培养,虽取得了一些成就,但也存在很多问题。借鉴国外经验,我国建立了全科医学教育指导中心,规范全科医生培养标准,提升全科医生临床实践技能,强化全科医学继续教育,以期提高我国全科医生的培养质量。

20世纪60年代,英国率先开始了全科医师培训。随后,美国、澳大利亚、法国等国家也纷纷效仿,形成了各具特色的全科医生培养模式。

总体而言,发达国家的医学本科教育不区分全科与否,各专业统一培养标准,其培养特点是:既注重数量,也更注重质量;培养标准严格规范;师资力量雄厚;授课方式多样,注重理论和临床实践的结合;重视继续教育和终身教育。

二、发达国家医生培养模式及其经验对我国的启示

（一）规范全科医生培养标准,从制度和法律层面推进全科医学的发展

我国培养全科医生时,为了规范培养,政府应加快制定与全科医生制度建设相关的政策和法律、法规,从制度和法律层面推进全科医学的发展。教育部和国家卫生行政管理部门应抓紧制定统一的课程设置标准、统一的师资培养标准,组织医学专家编著统一的全科医学教材,制定统一的全科医生临床技能标准和临床训练规范,规范全科医生临床技能标准和临床训练规范,规范全科医生教育培训行为。国家卫生部门应学习借鉴发达国家的经验做法,组织全科医学专家实时跟踪考察各医学院和各地全科医生培训基地对规范化培养大纲的执行情况,并予以监督和指导,及时发现问题,完善培养标准。

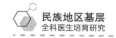

（二）建立全科医生教育指导中心或培养联合体，规范全科医生培养行为

为有利于迅速提升全科医生培养质量，培养出能够真正胜任全科医学发展、满足基层群众疾病治疗的队伍，我国应当借鉴澳大利亚建立全科医生管理研究中心的经验，建立国家级的全科医生教育发展指导中心，各省级政府也应建立若干个省级全科医学教育发展指导中心，由专门的工作机构、专职专人管理全国、全省的全科医学的教育和发展。同时，国家政府应当允许和鼓励各省市卫生行政管理部门建立跨省市的全科医生培训联合体，鼓励发达地区有经验的全科医生培训机构指导和扶持欠发达地区全科医生的培养教育，以促进全国全科医生教育和全科医生教育培养的协调发展。各省级政府亦应当允许和鼓励本省市卫生行政管理部门建立跨市（县）的全科医生培训联合体，特别是有区域辐射作用的区域性临床技能培训与考核基地，以加强区域间全科医生教育培养的沟通与联合，规范执行全科医生培养标准，从而培养出更多更优秀的全科医生。

（三）发展全科医生医学教育，多途径提升全科医生培养素质

在院校教育方面，一是各医学院可以学习借鉴发达国家的培养方式，即在医学院校的本科教育阶段吸引更多的医学生树立全科医学观念，选择学习全科医学作为提升学历的努力方向和途径。二是政府向医学院校下放全科医学研究生教育办学自主权，鼓励和支持医学院校将全科医学学科建设和发展成为国家级或省级重点学科，允许医学院校扩大全科医学的硕士研究生招生数量。三是取消专科全科医生的培养，英、法、美、澳等发达国家的全科医生起点高，至少是高中毕业，我国也应提高全科医生的质量，严格把关，不断提升全科医生的综合素质。四是允许医学院校遴选本省市知名的

全科医生或优秀的临床医生担任全科医学硕士研究生兼职导师。在现有的全科医生培训方面,一是对已经招收定向全科医学学生的院校,政府有关部门应当指导他们深入基层医疗卫生单位进行基层全科医生需求状况调查研究,有针对性地调整现行的人才培养方案和课程设置,以适应基层全科医生队伍建设的需要,提高培养质量。二是政策和经费方面支持、鼓励承担全科医生规范化培训的医疗机构,提升带教水平和能力,鼓励和支持基地医院扩大培训数量。三是在政策和经费方面支持、鼓励基层医院为全科医生提供机会到香港、北京、上海等全科医学发展较好的城市参加学习培训。

(四)坚持理论与实践的统一,着力提升全科医生临床实践技能

在全科医生培养过程中,基层理论重要,临床实践更重要。英、美、澳、法等发达国家都非常重视医学生的实践环节,在教学中始终将理论与实践紧密结合。由于全科医生培养结束后,他们必须在基层医院工作,直面广大基层群众的疾病治疗和预防保健,因此,全科医生规范化的培养应重在以提高临床操作技能和公共卫生实践能力为主,他们除了要在培养基地临床各科及社区实践平台逐科轮转外,还应学习英美等国家的经验,不仅可以让医学生每周或每个月经常性到基层公共卫生机构、基层社区和乡镇医院进行临床实践锻炼,还可以让他们在培训期间到基层医院从事半年乃至一年以上的工作,这样既可以检验他们的全科医生知识和实践能力,检验培养效果和质量,更可以让他们熟悉基层、了解基层,把握基层群众的需求。

三、我国全科医生培养现状

国内对民族地区基层医学人才培养的探讨还在初始阶段,通过对知网的检索,关于农村基层医疗队伍的培养的论文和报告不多,关于民族地区基层医疗人才培养的文章就更少,关于民族地区基层全科医生培养的文章基

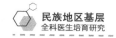
本上没有。只有一些从宏观上对民族地区基层卫生状况的调查和思考。如吴小平等在《中国卫生质量管理》上发文《少数民族贫困地区农村医疗卫生事业亟待加强——新疆喀什地区 12 个县(市)医疗卫生状况调查与思考》,对新疆喀什地区 12 个县市的医疗卫生状况进行的抽样调查,发现目前民族地区基层骨干医生奇缺,医疗设备陈旧老化,医疗危房面积大,医疗经费严重短缺,医疗网络残缺不全。究其原因是农村医疗卫生改革与农村经济体制改革不配套。医疗卫生政策宏观向大中城市倾斜,少数民族地区经济相对落后,待遇偏低,引进不了人才,来了也留不住。出路在于政府要对少数民族贫困地区实施优惠扶植政策,全面恢复农村合作医疗,要加强对乡镇卫生院的指导和管理。

林丽等在《中华全科医学》上发文《湘西土家族苗族自治州基层卫生人才现状分析及对策》,对湘西民族地区医疗人才现状作了比较深入的调查,认为在少数民族地区基层医生普遍存在学历低、职称低和能力低的状况。针对此种状况,他们提出的对策是,政府要加大投入,对少数民族地区医疗人才要实施订单式服务,政府出钱,免交学费,协议培养,定向服务。

张程山等在《江苏卫生事业管理》上发文《云南边疆少数民族地区卫生专业技术人员现状分析与对策建议》,认为民族地区基层医生队伍数量明显不足,素质不高,要加强政府投入,调整卫生资源分配结构,向基层农村转移,培养应用型、能力型、创新型医疗人才。

哈丽娜在《基础医学教育》2013 年第 2 期上发文《医学生创新实践能力培养的探索及实践》,阐释了医学生创新能力的培养的意义,分析了目前高校医学生创新能力培养存在的问题,提出了培养医学生创新能力的思路:建立以学生为主体、以教师为主导的本科人才培养导师制,借助实习平台,在导师指导下早临床、早见习,把理论与实践结合起来,培养学生独立的动手能力和创新能力。

（一）医疗环境相对复杂

我国医疗行业环境较为复杂，医疗卫生资源配置存在不合理性，医疗管理机构、制度及机制存在不同程度的不足，为医疗服务提供带来不利影响，同时也为医学生的择业及就业带来重大的影响。我国政府能够调动的资金与人民群众不断增长的医疗需求差异较大，国家及政府虽然经过一系列的改革，以及投入大量资金提升医疗水平，但是我国人口众多，老龄化趋势严重，大量的医疗资源和医疗服务能力及补偿的不均衡造成医疗行业发展的桎梏，需要多年改革升级才能走向和谐的医疗环境。

（二）全科医学起步较晚

我国全科医生起步比起国外晚，国家资源投入明显滞后，大批量人才培养能力存在不足，医学院的发展需要大量的资源投入、标准统一的全科医学教材编制、完善的全科医学教学体系，以及管理体系、规范化的培训基地来提升医学实践能力。由于我国全科医学起步较晚，相关师资队伍存在很大的缺口，全科医生在教学过程中系统化程度不高，在实习阶段又跟随三甲医院专科科室及社区服务中心的带教老师，教学内容较为单一，联系性不强，为学生实践带来片面、肤浅的学习，不能将医学真谛融入实际操作过程中，作为新兴医学科学需要医学生融入社会，承担向人民群众提供医疗协助、预防疾病发生和保健身体的重要任务，以及对病后康复进行指导与服务的重要任务，需要具有全面的培训及指导平台，但我国目前医疗教学及实践全科医生培养平台仍存在空白。

（三）临床实践基地数量少

基层医疗卫生机构需要的是有全科医学思维且综合素质较高的医生，

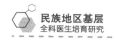
能够对患者的疾病进行初步的诊断、筛选,基本掌握治疗常见病、多发病的方法,熟悉患者及其家属的基本情况,需要的时候为其提供转诊服务,因此全科医生不仅要有丰富的理论知识,还应具备较强的、较全面的临床实践能力及经验。但目前我国能够承担全科医生临床教育和培训的基地多集中在省会城市的大型医院,能够接受和容纳的培训人员数量少,不能完全满足我国加快全科医生队伍建设的需要,且专门成立全科医学学科的培训基地更是少之又少,据2015年中国医师协会对我国现有的43个住院医师规范化培训基地的评估显示,只有2个培训基地专门设立全科医学科。

(四)我国对继续教育的重要性不够重视

有关全科医生的继续教育,各国都制定了相关政策,法国更是颁布了《医学继续教育法》来保证继续教育的规范性。《国务院关于建立全科医生制度的指导意见》虽然也强调要以现代医学技术发展中的新知识和新技能为主要内容,加强全科医生经常性和针对性、实用性强的继续医学教育。但是对全科医生队伍建设的继续教育乃至终身教育问题没有做出应有的安排和明确要求。目前由于政府部门业务安排问题,各卫生行政管理部门对全科医生继续教育缺乏应有的规划和有效的监督与指导,致使我国很多地方的全科医生继续教育流于形式。很多地区缺乏严格管理,部分培训课程专业性不足、实践性不强,参加培训人员如果事务繁忙或临时有事,很容易错过培训课程,难以达到业务提升的效果。据对上海继续教育培训中心的252名全科医生的调查结果显示,近1/6的调查对象未参与过继续教育培训,参加培训的人员有一半对培训项目"不太满意"或"不满意"。

四、制定民族地区全科医学卫生人才队伍培养模式

民族地区全科医生培养模式总体框架分以下两大块进行。

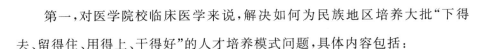

第一，对医学院校临床医学来说，解决如何为民族地区培养大批"下得去、留得住、用得上、干得好"的人才培养模式问题，具体内容包括：

(1)调查民族地区对全科医学卫生人才的需求情况。随着社会的发展、广大农民物质生活水平的提高，必然产生对优质医疗卫生服务的需求，而农村卫生事业发展无法满足社会需要的重要原因是没有足够的全科医疗卫生人才。通过对广大农村医疗服务需求特点的调查，明确农村全科医疗人才培养的目标，为后续研究打下基础。

(2)探索人才培养的政策和制度。针对当前我国民族地区医疗卫生事业对全科医学卫生人才的迫切需求，积极探索全科医学人才培养的目标、途径和机制，建立和完善相关配套政策，使全科医学人才培养目标真正落到实处。

(3)开展教学计划和课程设置研究，进行医学教学改革。针对现行民族地区医疗卫生队伍不能满足人们需要的现状，认真开展全科医学本科教育教学计划与课程设置研究，将对医学生开展的全科医学知识与技能教育作为一项基本任务，进行医学人才培养模式的改革与创新。结合农村教学案例，开展启发式、讨论式教学改革，探索以问题为中心的教学方法的应用，在医学教学改革中闯出一条新路。

(4)探索实习基地建设。针对过去把医学实习基地重点放在城市大医院的状况，面向民族地区广大农村，加强全科医学实践基地建设。

(5)探索民族地区毕业生对口安排和培训的路子。针对医学毕业生与社会需要脱节的现象，采用毕业生与农村医疗机构无缝对接及对农村现在医师轮流进行培训相结合的办法，造就一支为少数民族看好病的高素质应用型复合型医疗卫生队伍。

第二，针对当前民族地区现有医疗卫生人员技能低的现状，解决一个如

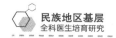

何培训提高的路径问题,具体思路是:

以中共中央、国务院印发的《中共中央 国务院关于深化医药卫生体制改革的意见》及国务院印发的《医药卫生体制改革近期重点实施方案(2009－2011年)》文件精神为指导,以《医学教育国际标准》、《中国医学本科教育标准》和《全球医学教育基本要求》等医学教育标准为要求,以社会需求为导向,从课程建设入手,以深化改革为动力,以强化基本建设为支撑,凭借农村全科医学教育基地的平台,利用5年的建设周期,论证出一套切实可行的对现有农村乡镇村的医护人员培训的方案,同时制定人员培训考核机制,以提高培训质量和医疗卫生人员参加培训的积极性。着力抓好五个切入点:

①以少数民族对全科医生的需求为切入点,通过对广大少数民族地区医疗服务需求特点的调查,明确少数民族地区全科医疗人才培养的目标定位。

②以少数民族全科医生人才培养的相关政策为切入点,探索少数民族全科医学人才培养的目标、途径和机制,建立和完善相关配套政策,使全科医学人才培养目标真正落到实处。

③以少数民族全科医生的学科建设为切入点,认真开展少数民族全科医学本科教育教学计划与课程设置研究,在少数民族全科医生的教学改革中闯出一条新路。

④以少数民族全科医生的教学基地建设为切入点,制定面向少数民族地区,加快建设一批有影响力的全科医学实践基地的实施方案。

⑤以少数民族全科医生供需对口为切入点,采用毕业生与少数民族地区医疗机构无缝对接及对少数民族地区现有医师轮流进行培训相结合的办法,造就一支为少数民族地区人民看好病的高素质应用型复合型医疗卫生队伍。

五、我国现有的全科医生培养模式

受发达国家培养全科医生的影响,以及结合我国自身的特点,自20世纪80年代以来,我国北京、上海、广东等地开始探索全科医生培养机制,各中西医类院校也纷纷进行本科阶段的全科医生培养模式探索,如首都医科大学的"5+3"和"3+2"全科医学教育实施方案、上海复旦大学的"四证合一"全科医学课程建设、广州医学院的中外联合培养模式、黑龙江中医药大学"院系合一"培养模式等,极大地推动了我国全科医学教育的发展和全科医生的培养。随着我国医改的进行,为适应我国医疗改革发展和建设健康中国新形势的需要,2011年7月国务院印发了《国务院关于建立全科医生制度的指导意见》(以下简称《指导意见》),确定我国全科医生培养的基本模式为"5+3"模式(即5年临床医学本科+3年全科医生规范化培养)和"3+2"模式(即3年医学专科+2年毕业后全科医生培训),随即全科医生教育和全科医生培养如火如荼地在各地全面展开,各地政府和各医学院校采取多种途径、多种方式快速培养全科医生。据《2016中国卫生和计划生育统计年鉴》(以下简称《统计年鉴》)显示,截至2016年年末,我国已培养全科医生达19万人,占全国医生总数的6.21%。

以下笔者就具体对我国所确定的两种全科医生培养模式进行详细介绍。

（一）"3+2"全科医生培养模式

1. 人才培养目标

培养面向基层,具有高尚职业道德和良好职业素质,掌握全科医学知识和技能,具备"预防、保健、诊断、治疗、康复、健康管理"六位一体能力的"下得去、留得住、用得上、干得好"的助理全科医学人才。

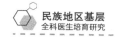

2."3＋2"培养模式的构建

"3＋2"助理全科医师培养模式采用文献回顾法对比研究国内外全科医学教育模式,总结经验方法并初步构建"3＋2"助理全科医师人才培养模式。通过查阅文献和实地调研的方法了解现阶段我国全科医师培训开展情况,实际参与培训活动,加强与全科教育专家的联系并进行访谈学习,结合国情及当前全科医师培养所面临的主要问题、基层地区服务人员的基本现状和需求、基层群众对医药卫生服务的需求等探讨制定"3＋2"助理全科医师人才培养方案。探讨实行以校院一体、医教协同的"两个阶段三个层次"培养模式,即第一阶段先进行包含1.5年理论基础课及实验实训,再进行1.5年临床见习、社会实践及毕业实习的共3年的专科教育,第二年进行2年的全科医师规范化培训。

3."3＋2"助理全科医生培养的内容及方法

"3＋2"助理全科医师人才培养的方法及内容按照教育部、卫生部等制定的规培内容与标准,将培养重点放在提高临床诊断能力、思维能力、实践能力上。临床专家所在附属医院或所属教学医院为学员讲授专业课,利用床旁教学、实训室一体化教学、科室见习等教学方式完成,保证学员早临床、多临床、反复临床。参培学员在三级以上医院实习,其中一个月安排在社区卫生服务中心和乡镇医院,后两年进行全科医师规范化培训,包括理论和综合素质课程、基层实践训练、临床科室轮转。考核中药科学,客观、全面体现学员的整体学习过程。不仅应用系统的理论考试反映理论知识的掌握程度,还要通过应用技能考核来反映学院的工作能力。采取客观结构化临床技能考试、病例分析、试卷考试、临床技能实际操作、综合考试、临床患者管理等多样化的形式考核。考核内容的第一阶段为培训过程考核,包括思想政治、医学伦理、医患沟通、职业品德、专业理论知识、技能操作、病种病例数、病历质量、全科医疗服务技能、预防保健与公共卫生服务技能、社区卫生服务管理技能、临床思维、整体情况。第二阶段是卫生行政单位统一安排的结业考核，考核包括基本理论、技能、综合能力。

4."3+2"助理全科医师人才培养内涵

首先，要德选教师队伍，加强师资培训，建立师资培训制度，德选具有扎实理论知识、丰富教学经验、优秀临床技能的教师作为聘任教师，结合阶段任务，以集中培训、选派进修、国内外学术交流、知识技能及教学竞赛等方式，使教师了解当前学科新技术新进展，提高教师教学能力。其次，构建课程体系，优化教学内容。根据培养目标，分析基层医疗岗位所需的知识结构与职业能力，优化教学内容和课程设置。在课程方式设置上，突出实用性，强调在远期基层工作中有实际意义的方式。最后，创新教学方法，注重现代化教学。加强实践教学，早下临床、多次临床并反复临床实践，锻炼医学生的临床综合思维与解决实际问题的能力。改变传统教学观念，重建课堂观，使学生作为课堂主体，深入激发活跃学生创造性思维，优化课堂设置，提高教学水平和效率。还可利用微信、QQ等沟通软件实时沟通，最大限度地运用教育教学资源。此外，遴选建设全科临床实践教学基地也是非常重要的一项。按照基层全科医生培养标准，建设基础教学设施，改善教师教学环境，增添教学仪器。按照实际需求建设全科医师培训教学楼，并遴选建设和培训10~20家合格的基层医院和社区卫生服务中心作为全科临床实践基地，安排学生见习，体验基层的工作生活环境，将所学的理论知识与临床实际工作融会贯通，坚定学生服务基层、扎根基层的信念。

总之，"3+2"助理全科医师的培养是国家教育部、卫生部培养卓越医师计划的试点项目，承担艰巨的使命。由于各地的人才需求不同，因此构建科学的"3+2"助理医生人才培养模式并保障实施是培养出高质量全科医师人

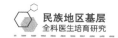
才的关键。目前我国存在全科医学教育重视程度不够、教育课程体系不完善等问题。我们应该积极地把这些问题妥善解决，以求培养出顺应新时代需求的全能、高素质全科医师人才，以最好、最精确地服务患者作为使命，以患者痊愈为最终目的，以提高患者与家属的满意度为直接目标。

（二）"5＋3"全科医生培养模式

国务院印发的《国务院关于建立全科医生制度的指导意见》提出，将全科医生培养逐步规范为"5＋3"模式，即先接受5年的临床医学（含中医学）本科教育，再接受3年的全科医生规范化培养。作为一项顶层设计，全科医生培养"5＋3"模式对于彻底改变我国基层卫生事业的落后局面、真正实现"小病在社区、大病进医院"的新医改构想，在社会管理创新的大背景下实现我国基层卫生事业与国际先进水平的对接，无疑具有创新性、前瞻性和战略高度。

1. 转变教育理念，为"5＋3"培养模式的顺利实施注入精神动力

思想是行动的先导。地方医学院要想真正推进全科医生"5＋3"培养模式的顺利实施，必须转变教育理念，认识到实施全科医生"5＋3"培养模式的重要性，为全科医生"5＋3"培养模式的顺利实施注入精神动力。一方面，地方医学院要认识到开展和实施全科医生"5＋3"培养模式的重要性。另一方面，地方医学院的管理者和教师也要充分认识和了解全科医生"5＋3"培养模式，具有开展和实施这一培养模式的紧迫感，更好地推动全科医生"5＋3"培养模式的顺利实施。

2. 充实教学内容，为"5＋3"培养模式的培养内容构建全新体系

首先，从5年的院校教育来看，这一阶段是全科医生培养的基础阶段，其主要内容在教育学生掌握一定的专业基础知识，为将来从事全科医生奠定较为扎实的专业理论基础。第一，在这一阶段要完成5年临床本科教育的全部课程的学习。因此,地方医学院校要依据临床医学专业教育标准,构建和开展适合全科医生培养要求的、科学的、全新的培养体系,主要包括思想道德基础课程、自然科学课程、生物医学行为课程,有目的地设置一些地方课程、校本课程和选修课程,确保学生能够掌握较为扎实的专业知识,为以后从事全科医学工作奠定坚实的理论基础。第二,在这一阶段还要完成相应的教学任务,为以后从事全科医学工作奠定坚实的理论基础。第三,在这一阶段还要完成相应的实践任务,为将来从事全科医学工作奠定一定的实践能力。因此,地方医学院可以依据自身实际构建形式多样的实践教学体系,比如实验教学、预防医学实践、临床见习、临床基本技能强化训练、课外科研能力训练、社区服务与社会实践等,确保扎实有效地提升学生的实践能力。

其次,从3年的规范化培养来看,这一阶段是培养全科医生的重要阶段,其主要任务是通过实践的方式让学生参与到具体的工作中,从而达到提升专业技能的目的,确保学生能独立开展工作,成为优秀的全科医生。因此,在这一阶段的培养模式上,可以采取两种方式,一是临床科室轮转培训的方式。这种方式是在指定的时间内,通过轮岗的方式让学生参与所有临床科室的培训。根据各科室的工作内容与学生的实际情况,制订相应的轮岗培训计划,确保所有学生都能够参与所有的科室培训。二是基层实践培训的方式。这种培训方式主要在基层医疗卫生机构与专业公共卫生机构完成,也就是在一定的时间内对学生进行相关培训,如预防保健与公共卫生服务、基层卫生服务机构管理、全科医疗服务等各项机能。

3. 坚持教学改革,为"5＋3"培养模式的教学实践增添发展活力

全科医生"5＋3"培养模式的实施是一个长期的过程。对于地方医学院而言,要充分地认识到这一点,在做好基层工作的基础上不断进行教学改革,为全科医生"5＋3"培养模式的构建和实践增添发展活力。

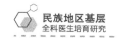

首先，要进行教学课程改革。一方面，地方院校要重视理论课程改革。理论课程改革要坚持知识系统性、实用性、趣味性、特色性的基本原则，结合地方医疗实际情况，开设相关的专业理论课程。另一方面，地方医学院要重视实验课程改革。实验课程是全科医生"5＋3"培养模式的重要组成部分，实验课程设置一般包括医学形态机能、医学机能技能、医学分析与检测技术、临床基本技能等。

其次，要进行教学方法改革。在全科医生"5＋3"培养过程中，一方面，要不断从事教学方法的探究，为全科医生"5＋3"培养模式的顺利实施奠定基础理论。另一方面，在具体教学过程中，广大教师要善于尝试和运用各种新的教学方法进行教学改革。如赣南医学院在全科医生"5＋3"培养模式实践中，尝试运用PBL问题式教学法、CBL案例式教学法、交互式教学法等新的教学方法，取得了一定的教学成果，为全科医生"5＋3"培养模式的教学方法改革积累了有益的经验。

总之，"5＋3"培养模式是今后地方医学院校全科医生培养的方向。对于地方医学院来说，要把握这一方向必须转变教育理念，充实教学内容，坚持教学改革，注重医德教育，全方位构建和实践全科医生"5＋3"培养模式，为"5＋3"培养模式的顺利实施注入精神动力，促进地方医学院校全科医学人才培养工作的顺利实施。

除了以上两种传统的全科医生培养模式外，还有一种特别的全科医生培养模式，即海南省全科医生培养制度探讨团队在充分分析英国皇家全科医师学会（RCGP）全科医生培训大纲并进行实地考察的基础上，建立了适合我国国情的全科医生培养的"三环"模式。三环模式包括外、中、内3环及10个培养目标。外环代表"全科医生的工作能力"，包括临床技能、沟通技巧和处理常见健康问题3个培养目标；中环代表"全科医生的工作方法"，包括以全人的、以患者为中心的服务，连续性健康照顾，科学的临床决策，安全且符合成本效益原则的医疗服务 4 个培养目标；内环代表"全科医生的职业素养"，包括专业行为和责任心、个人身心健康和发展、持续的自我导向学习 3个培养目标。在此三环模式中，共包括 10 个全科医生培养目标，每一个目标都与一名优秀的全科医生应具备的能力、方法或素质密切相关。围绕这 10个培养目标，将在专科学到的专业知识整合，逐渐形成全科思维，培训结束后，全科医生能够成为具有真正全科思维，且有高水准的全科医生，为患者提供高水平全科医疗服务。

关于全科医生的培养模式，通用的也最常见的是"5＋3"和"3＋2"全科医生培养模式。当然不同的基层地区可以根据本地区的特点来建立适合地方发展的全科医生培养模式，比如上面介绍的海南省的三环全科医生培养模式，就是结合本地的特点研制而成的，这是一个供我们学习和借鉴的很好范例。

第二节　民族地区基层全科医生培育模式的内涵

针对当前少数民族地区"缺医少药"、广大基层群众"看病难""看病贵"的问题，按照中共中央国务院关于深化医药卫生体制改革的文件精神和 6 部委关于培养 30 万名全科医生的目标要求和实施方案，研究医学院校如何为少数民族培养全科医生的改革模式和实践途径。

首先，针对当前西部广大少数民族地区急需全科医生的现状和地方医学院校在医疗卫生人才的培养上片面追求"高、精、专"，培养出来的人才不能扎根基层特别是西部偏远少数民族地区医疗卫生单位的现状，给临床医学(全科医学)开展为民族地区培养高素质的应用型复合型医疗卫生人才找

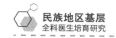
到最佳培养模式和最有效的实践路径,促进少数民族医疗卫生事业的发展。针对当前少数民族地区医务人员奇缺和现有人员技能低的现状,研究如何构建医学院校与少数民族医疗单位对接互动的机制,通过全科医学培训为现有少数民族地区医疗卫生人才的提高找到一条又好又快的途径,加快形成一支高素质的少数民族全科医生队伍。

其次,针对当前不少地方医学院校脱离广大农村和基层实际,片面追求"高、精、专",培养出来的人才不能扎根农村医疗卫生事业的现状,为临床医学(全科医学)开展民族地区卫生队伍体系建设找到最恰当最适用的人才培养模式。脚踏实地寻人才,一方面为基层引进了很多医疗服务人员,避免了基层群众看病就医困难的问题,另一方面也可以让人才很好地分配,使医疗人员不仅仅聚集在大城市之中。这种人才散状的分配,从某方面来讲有利于人才的推广与发展。追求"高、精、专"人才的培养固然很好,但是从社会需求的角度来看,全面的医学人才也是社会健康稳定发展所必须具备的一个条件。所以,在人才培养战略中我们应该做好"高、精、专"与人才的全面培养相结合,以培养出更好更优秀的全科医生,更好地促进社会的发展,更好地解决基层群众医疗服务问题。并且我们要加强当地民族地区三级卫生服务网络和以城乡社区卫生服务为基础的新型医疗卫生体系建设,建立健全覆盖城乡居民的基本卫生保健制度,为群众提供安全、有效、方便、廉洁的公共卫生和基本医疗服务等方面发挥了积极的作用,为加快农村医疗卫生体系建设,缓解农民"看病难""看病贵"问题找到了一条有效的途径。

党的十九大提出"加强基层医疗卫生服务体系和全科医生队伍建设"是实施健康中国战略的重要举措,而目前基层是我国医疗卫生事业发展的短板。培养一支"下得去、留得住、用得上、干得好"的基层卫生人才队伍,是解决短板的关键。相比较国外一些国家如美国、英国等,我国全科医生的培养起步比较晚,但是我们应该立足于我国的基本国情和特殊现状,在吸取别国经验的基础上,慢慢发展起我国全科医生的培养模式。"3+2"和"5+3"全科医生培养模式是我国现阶段指定的适合我国发展的全科医生培养模式,在慢慢地培养及探讨过程中,相信也可以产生更多更利于我国发展的模式。总之,全科医生队伍的建设不仅有利于加强和完善基层医疗服务,本质上将更有利于提高我国人民的身体健康程度及幸福指数。

第三节　民族地区基层全科医生培育模式的特点

各个国家和地区全科医生的培养模式不尽相同,这取决于各个国家和地区医学基本教育、医疗卫生事业体系设计以及全科医生功能定位等。就我国的具体情况而言,《国务院关于建立全科医生制度的指导意见》中明确提出:规范全科医生培养模式。同时指出,近期要多渠道培养合格的全科医生。包括:大力开展基层在岗医生转岗培训,对符合条件的基层在岗执业医师或执业助理医师,按需进行 1—2 年的转岗培训,可注册为全科医师或助理全科医师;对到经济欠发达的农村地区工作的 3 年制医学专科毕业生,可在国家认定的培养基地经 2 年临床技能和公共卫生培训合格并取得执业助理医师资格后,注册为助理全科医师,即"3 + 2"模式。这就清晰地告诉我们:"5 + 3"模式是我国全科医生培养的主流模式或说是期望的唯一目标模式。在当前过渡时期内,还有过渡期模式,即"3 + 2"模式和转岗培训。民族地区基层全科医生培养包括"5 + 3"和"3 + 2"模式。探讨"3 + 2"全科医生培养模式,以培养出符合基层卫生服务需求,具有扎根基层和服务基层荣誉感、责任感、自觉性、坚定性,可以胜任岗位服务需求的高素质实用型、技能型农村全科医生,造福一方百姓,进而为基层卫生工作健康、可持续发

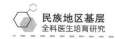
展提供依据。

目前,我国农村卫生人才严重缺乏,尤其是乡镇卫生院和村卫生室的卫生人员普遍存在学历低、职称低、能力低的"三低"现象。基层社区卫生服务机构面临的一个重大挑战就是医疗资源的配置不均和人才流失的马太效应。贫困地区缺医少药的现象非常普遍,最关键的是缺医,农村医疗人才"下不来、留不住"的问题依然没有得到根本解决。医疗人员的缺少也导致了贫困地区群众的卫生观念的落后,其中"小病拖重、大病拖死"的现象较为普遍。医疗卫生人才分布状况以"城乡二元结构"的特征十分突出,一方面,大中城市医疗卫生人才"扎堆"现象严重,另一方面,广大农村地区卫生人才又十分短缺。据 2008 年 11 月调查统计,湖南省 2362 所乡镇卫生院有卫生技术人员 63680 人,其中,有医学本科及以上学历的 1865 人,仅占 2.93%;大专学历的也只占 28.98%;绝大多数是中专学历和无医学学历者。目前,执业医师考试的通过率在 1/3 左右,但农村基层医疗队伍受文化水平、经历和环境的限制,很多基层医生连考助理执业医师都感到困难。因此,构建民族地区基层全科医生培育模式十分重要。

一、构建了"基于民族基层全科医生培养能力"的课程体系,实现课程内容与标准对接

临床医学专业在总结多年教学改革成果的基础上,进一步完善了"以岗位能力需求为根本,以系统为主线,以脏器为基础,以问题为中心"的多学科相互渗透的课程体系。课程体系涵盖了民族地区基层医师岗位所应具备的所有基本素质要求和临床能力要求,突出了综合素质培养和专业基础、专业技能等工作能力的培养。同时增设了大学生生命教育课程,培养医学生健全的生命观。改革外语、计算机和体育等公共课程,将公共课教学与专业教学相结合。按照深化医学教育"五个对接"(专业与产业、职业岗位对接,专

业课程内容与课程标准对接,教学过程与生产过程对接,学历证书与资格证书对接,医学教育与终身学习对接)原则,突出面向基层卫生工作集预防、保健、医疗、康复及健康教育等为一体的全科医学理念,以工作岗位及专业成长需求设置课程。注重基础知识的连贯性和学科间的纵横联系,合理优化课程结构,增加医学心理学、预防医学等课程的权重,开设流行病学、康复医学、社区卫生及保健学课程;以"必须、够用"为原则优化教学内容,突出实用性和社区针对性,重点讲解社区常见病、多发病诊疗,减少疑难病症教学,弱化发病机制、罕见病及基层医院无法开展的实验室检查等教学内容;重点学习基层医院常用的体格检查、实验室检查方法及居民健康管理,增加常用护理技术、针灸及推拿技术、急症医学等技能训练,着重培养医学生解决民族地区常见健康问题的能力。

二、构建了"三位一体,几年融通"的临床实践技能训练体系,实现实训教学与医学能力对接

实训能力即技能,技能即操作,操作即实践,实践即为医学教育之特色。实践教学是保障医学教育质量的重要环节和必要手段,也是当前医学教育人才培养质量的严重"短板"。袁贵仁认为:"高等医学教育要深化临床实践教学改革,推进实践教学内容和实践模式的改革,强化实践教学环节,早临床、多临床、反复临床,提高医学生临床综合思维能力和解决临床实际问题能力;要制定临床能力培养标准,规范医学生临床能力培养,全面提高医学生临床实践能力。"全科医学是临床二级学科,全科医生的"全科"概念是临床一级学科范围内的概念。诊断治疗疾病、促进病后康复是全科医生的主要工作,疾病的预防、护理、健康管理等是全科医生在社区工作中的延伸。为此,全科医生规范化培训要特别重视提高培训人员对常见病、多发病、慢性病等的诊疗水平,在此基础上培训好其他的技能。只有这样,方能使全科

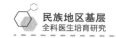
医生在基层用得上，居民真心愿意在社区首诊；方能消除社会上一些人的"全科医生是万金油，什么病都能看，什么都看不好"的误解。

实现全科医生人才培养目标，拟将"学校教育、社区见习、医院实习"三位一体融通在学生的教育过程中，通过多途径拓展临床技能训练，构建实训—见习— 实习—再实训—再实习"渐近性"临床实践教学模式。以"3＋2"模式为例，学生第 1 学年进行专业基础实验，第 2 学年与专业基础课及专业课程教学伴行，进行循环系统、消化系统、运动系统、妊娠与分娩、儿科疾病、急诊急救、中医诊疗技术等专业技能实训，在此基础上开展"以病例为中心"的临床见习，培养学生临床思维。第 3 学年安排在实训基地实习。后 2 年的全科医师规范化培训的初步构想是：在第 4 年通过网络教学、继续教育等方式进行专项技能针对性训练和综合技能强化训练，逐步提高学生的实践能力和临床思维能力。第 5 年到社区卫生服务中心进行科室轮转及全科医疗实习。同时，注重优化校内实训基地，建设集教学、培训、职业技能考核为一体的多元开放式全科医学临床技能仿真模拟实训中心，实现了医学教育与临床实际工作的"无缝对接"。同时，借鉴客观结构化临床技能考试（objective structured clinical examination，OSCE）模式，参照执业助理医师技能考试大纲，模仿医院和社区卫生服务中心的工作环境，结合全科医生的工作岗位需求，设计了"三站式"考核。第一站为病例分析和病史采集，第二站为体格检查和基本技能操作，第三站为心肺听诊、影像、心电图及医德医风考查。在培训中，还收集、整理基层常见病、多发病临床典型病例，打破学科界限，将居民健康管理、卫生宣教及康复医学内容融入病例教学。除继续保持学生互相进行体格检查的传统学习模式外，购置胸腔/腹腔/腰椎及骨髓穿刺术、导尿术等技能操作模拟患者，开放实训室，供学生反复练习。心电图是教学中的难点，学生的掌握程度不高，故将常见典型心电图塑制成活页，人

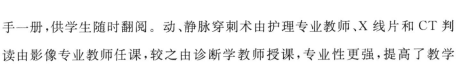

手一册,供学生随时翻阅。动、静脉穿刺术由护理专业教师、X线片和CT判读由影像专业教师任课,较之由诊断学教师授课,专业性更强,提高了教学效果。将现行的实验报告改为OSCE评价表,使操作流程标准化。

三、实施了"教学做一体化"的教学方法和手段改革,推进模拟与实景的对接

结合医学特点,推进教学方法改革,不断推广"标准化病人"(standardized patients,SP)教学法和问题式学习(problem based learning,PBL)教学法在专业课程中的应用,构建与真实医疗工作环境对接的情景模拟化教学模式。开展技能大赛,促进专业能力提升,连续参加了数届"临床医学专业基本技能大赛",并结合助理执业医师考试,丰富竞赛内容、规范竞赛程序、严格竞赛。借鉴国家助理执业医师考试模式,一是完善考试标准,充分体现学科要求;二是专业课理论考试题型与助理执业医师考试一致,只有客观题,实践考试借鉴助理执业医师实践操作考试,在考试内容和方法上进行了调整;三是完善客观结构化考试模式,即多站式考核,并将这一考试模式在专业课程中广泛推广。建立实习准入制度。在临床医学专业开始全面推行实习准入,一是专业核心课程不及格不允许实习;二是实践技能综合实训不及格不允许实习。针对不及格的学生,专业组织补习,然后再组织考核,直到合格为止,目标是绝不把一个不合格的学生送入临床。同时创新教学方法和手段。探索、实施"以学生为中心、以社区为基础、以问题为导向、以实践为手段"的启发式、讨论式、案例引导式、情景模拟式、亲身体会式教学方法。探索翻转课堂,教学形式由"知识独白型"向"知识对话型"转变,注重培养学生的参与度,使学生成为课堂的主体,充分动员学生感官参与教学,加深其对知识的印象;制作微课、慕课,开发临床药物应用、临床应用解剖等精品课程,以及"药理学习掌中乐""掌上学心电"等手机软件,引导学生由"要

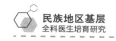
我学"转变为"我要学";利用校讯通、邮件、腾讯 QQ、飞信、微博、微信等新媒体沟通平台,实现"人人有微信、班班有 QQ、沟通无极限",进行全方位、多渠道的沟通,扩大教学信息资源。

坚持对新生进行专业教育和军训,培养和磨炼学生果断、勇敢、顽强、吃苦耐劳的优良意志和品质。开展医学生宣誓等活动,庄严的宣誓,使其感受职责的神圣,树立责任感和使命感,激发学生"我要成才""我要当合格医生"的欲望,使学生立志成为扎根基层、服务地方的合格医生。通过介绍全科医生的人才培养方案、课程设置、学习方法、见习与实习安排、毕业后动向等,帮助学生树立专业思想,明确学习目标,做好个人规划。专家讲座不再讲授专科生难以接受的临床新进展等内容,而是针对性地介绍全科医学的发展动态、与基层工作相关的内容。开展周末义诊、家庭疾病调查、暑假医疗下乡等活动,服务社会,提高师生病史采集、疾病分析等能力,对树立医学生的临床思维大有裨益。开展形式多样的学生技能竞赛,除全校性综合技能竞赛外,开展外科打结和缝合竞赛、心电图辨识竞赛、X 线片和 CT 判读竞赛等,以赛促练,赛练结合。

四、架构多元化教学评价体系

建立健全"3 + 2"助理全科医生培养模式质量评价体系,全面、客观、公正地反映学生的学习效果。重视课堂中的过程性评价,开展"课证融合"的教学改革,课堂中融入助理医师考试重要考点,边学习边检测。建立试题库,使试题题型、难度及考核的知识点等与助理医师资格考试相对应。将实训成绩、平时作业、学习态度等均纳入考核体系。构建及运行实践技能"四考核"体系,即临床技能实训课程的结业考核、毕业实习前的综合技能考核、实习中期的技能考核、毕业综合技能考核。临床技能实训课各项目必考,培训临床技能组长,开展学生互评、教师抽考。要求学生课后训练,实训课教师责任到人,每次上课时先笔试考核,再分组训练,做到人人考核通过,不通过者"结对子"进行辅导、强化,最终全部达标。在第4学期安排2周的毕业综合技能实训,对临床常用技能进行强化训练。实习中期考核和毕业考核采取"三站式"考核,将考核成绩作为决定学生能否顺利毕业的重要依据。为保证全科医生的培养质量,需要对培养的全过程进行管理和控制,建立一套科学、合理、可操作的质量管理和反馈体系,加强对学员实践技能的考查;采用多种考核方式,注重对学员综合素质的考评;卫生行政部门组织全科医学教育专家、卫生行政管理人员对培训基地、培训学员定期进行定性指标与定量指标相结合的评估,及时发现培训中的薄弱环节和问题,进行反馈与整改,形成"培训—考核—反馈—整改—再考核"的循环系统性考核模式。

五、师资队伍建设举措得当,注重双师型队伍的建设和教师实践技能的培养

围绕全科医生的培养,大力开展名师工程、优秀团队建设工程、青年教师培训工程及两栖人才工程等四个工程的建设。

（一）名师工程,提升专业带头人的整体水平

临床医学专业实行"带头人团队负责制"。强化专业带头人培养,选用年富力强,教学、医疗和行政经验丰富的教授担任带头人,并配备一名优秀的青年骨干担任专业负责人,配合专业带头人的工作。

（二）优秀团队建设工程,提升团队整体教育教学水平,强化教师的"四个能力"

教师的"四个能力"指日常教学能力、院内的医疗能力、社区的全科服务能力、社会的培训能力。确保人才培养各个环节的有效实施,一是注重人才引进工作,团队梯队建设日渐合理;二是加强交流与合作,利用职教集团的

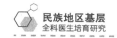
平台,注重与集团内学校、医院间的交流;三是注重对教师的自我培养,实施以老带新的"结伴成长计划",建立年度培养方案。在专业课教师中开展跨学科的集体备课和专家论坛,拓宽教师在本学科、领域中的视野,提高整体教学水平。

(三)青年教师培训工程,注重后备队伍的建设和发展,合理设计骨干教师培养计划

几年内送出多人参与专业内涵建设、课程开发和实验实训设计等方面的培训,并举办各种教学竞赛激励广大青年教师钻研业务。同时加强师资队伍延续学历教育,创造条件鼓励年轻教师报考硕士、博士研究生。

(四)两栖人才工程,扩大双师建设的内涵和作用

几年来,临床医学专业积极引导和鼓励专业骨干教师进修学习和积累临床工作经历,极大提升了专业课教师队伍的实践能力。目前专业课程授课教师均具有本科以上学历及丰富的实践教学经验,全科医学相关课程由具有中级及以上专业技术职务的人员担任。

六、全科医生人文情怀得到有效培养和体现

全科医生作为居民健康的"守门人",必须具有强烈的人文情怀,重视患者的感受、情绪,理解、怜悯患者的痛苦,善于与人沟通交谈。全科医生不是冷冰冰的治疗机器,应能够和患者做朋友,调动患者积极心态,是居民愿意与之倾吐心声,愿意与之进行医疗、预防、护理、康复合作的医生朋友。全科医生规范化培养,要把浓厚的人文熏陶和较高的人文素质要求贯彻始终。唐代孙思邈著述《大医精诚》,成为历代医者的职业规范,是医德教育的优秀教材。孙思邈所倡导的大医精诚的精神,是中华民族深邃的哲学思想、高尚的道德情操和卓越的文明智慧在医学中的集中体现,代表着中国传统医药

文化的核心价值观。全科医生自然应从"大医精诚"的优良传统中汲取价值观精华,用以指导和规范自己的职业行为。主要体现为:

(一)为医者当带着对生命的敬畏,追求"普救苍生"的精神境界

"凡大医治病,必当安神定志……先发大慈恻隐之心,誓愿普救含灵之苦……见彼苦恼,若己有之,深心凄怆……一心赴救,无作工夫形迹之心。"带着感情去从事健康服务工作,带着诚心为每一位患者提供医学服务,做人民的健康卫士,为人民的健康提供有力保障,用"诚心"担当健康中国建设的光荣使命,从而表现出对国家对社会的最大忠诚。

(二)为医者当树立整体观念,始终把去除患者病苦放首位

"五脏六腑之盈虚,血脉荣卫之通塞,固非耳目之所察,必先诊候以审之……""不得瞻前顾后,自虑吉凶,护惜身命。"在进行诊疗工作时需围绕病人这个中心,用整体观念和大局意识,四诊合参,仔细审查,找准病灶,辨证论治,用"精心"提升执业水平,并以去除患者病苦为要务,牢固树立以病人为中心的理念,营造更加有利于疾病诊疗与康复的良好环境。为医者当平等仁爱,务求精益求精。"若有疾厄来求救者,不得问其贵贱贫富,长幼妍媸,怨亲善友,华夷愚智,普同一等,皆如至亲之想","详察形候,纤毫勿失。处判针药,无得参差"。医者在诊察疾病、处方用针的过程中,必须普同一等,专心致志,严谨细致,精益求精,于细微之处见精神,在细节之间显水平,用"尽心"做到专业、细致、周到,确保患者安全,表现出极端负责的工作作风。

(三)为医者当无怨无悔为人类健康事业而无私奉献

"勿避险巇、昼夜、寒暑、饥渴、疲劳,一心赴救。""但作救苦之心……志存救济。"奉献是不求回报的付出,也是爱心的内在表现,只有用"爱心"才能营造无私奉献的精神境界,在当下也只有用爱心才能助推化解医患矛盾。

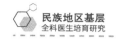
（四）为医者当坚持廉洁自律的道德操守

"凡大医治病,必当安神定志,无欲无求……所以医人不得恃己所长,专心经略财物……又不得以彼富贵,处以珍贵之药,令彼难求,自炫功能……。决不能做一心谋取财物、炫耀自己技能的"含灵巨贼"。用"静心"从业,心无旁骛,毫无杂念,自觉抵制各种诱惑,廉洁行医,这是医生职业道德的底线。

全科医学人才的培养已然成为促进医疗卫生事业发展和实现医疗卫生体制改革目标的重大战略问题,全科医生的教育和培养是全科医疗事业可持续发展的保证。

第四节　民族地区基层全科医生培育模式的作用

经过近 30 年的不断探索和实践,我国全科医生队伍建设取得了重要进展,特别是 2011 年国务院印发《国务院关于建立全科医生制度的指导意见》后,全科医生队伍建设工作得到了各级领导的高度重视和社会各界的广泛关注,医学院校、医疗机构及行业组织积极参与,形成了协同推动全科医学发展的良好氛围,全科医生数量快速增长,占执业(助理)医师总量的比例提高到 6.6%。

但与此同时,我们也应清醒地看到,我国的全科医生培养体系还不健全,全科医生队伍数量仍然不足,质量总体不高,制约全科医生队伍建设的体制机制仍不完善,适应全科医生特点的人事薪酬制度尚未建立,全科职业还缺乏必要的吸引力。全科医生制度建设关乎分级诊疗制度建立,关乎医改成败,关乎人民群众健康。各级政府、各有关部门要全面贯彻党的十九大精神,将加强全科医生队伍建设作为深化医改、推进健康中国建设的重大任务,作为推进供给侧结构性改革、加快补齐医疗卫生人才短板的重要举措,以问题和目标为导向,进一步加强组织领导,强化政策协同,创新全科医生使用激励机制,健全适应行业特点的全科医生培养制度,加快全科医生制度建设步伐。改革创新使用激励机制,全面提高全科医生职业吸引力。目前,我国农村卫生人才严重缺乏,尤其是乡镇卫生院和村卫生室的卫生人员普遍存在学历低、职称低、能力低的"三低"现象。针对民族聚居地基层卫生服务人才培养的特点,分析民族地区基层全科医生培育模式的作用。

一、健全了政府的激励政策,制度得到加强、机制得到创新

(一)加大中央财政和地方财政对全科专业培训学员的支持力度

保障全科学员在培训期间的待遇,逐步提高全科专业住院医师规范化培训补助标准。对拟从事全科医疗工作的医学本科及以上学历毕业生,放宽开考比例限制,简化就业入职程序,并在编制总额内优先纳入编制管理。设立全科医生在岗、转岗培训和高校培养教育的专项经费,加大政府在培训基地建设、基层医疗机构运行和学员个人工作生活保障方面的经费投入,特别是注重对基层贫困地区的财政支持;同等情况下优先给予工作在一线的社区全科医生晋升,设立荣誉奖励机制,如特殊贡献乡村全科医生。对于愿意到边远地区工作的全科医生给予政策倾斜,尤其是在子女教育、收入等方面。对长期扎根基层、作出突出贡献的全科医生给予表扬和奖励,增强全科医生职业荣誉感和归属感,提高全科医生的社会地位。建立"少数民族贫困地区农村医疗卫生事业特殊津贴",提高少数民族贫困地区农村医疗卫生工作者的经济待遇,对于那些有突出贡献的少数民族贫困地区农村医疗卫生工作者要实行不同层次的重奖。

(二)提高全科医生的职业待遇和完善全科医生的职业环境,为基层吸引并留住全科人才

科学规划专项经费的审批使用流程,制订经费使用预算计划,及时划

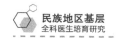
拨，避免经费下沉困难，提高经费利用效率。建立适合全科医生的职称晋升体系和奖励保障机制，制定多方面的优惠政策（包括全科医生薪酬、社保、职称评定、岗位编制等），卫生、人力资源与社会保障等政府主管部门应及时协调解决全科医生在基层医疗服务工作中遇到的问题和困难，从而在一定程度上提高全科医生的社会地位和收入水平，增加全科医生的就业吸引力。拓宽全科医生职业发展前景，基层医疗卫生机构对取得住院医师规范化培训合格证书的本科学历全科医生，在人员招聘、职称晋升、岗位聘用等方面，与临床医学、中医硕士专业学位研究生同等对待，及时落实相关工资待遇。医学院校要通过各种途径面向少数民族贫困地区招生，其毕业生的分配要通过指令性计划，以满足少数民族贫困地区的需求。

（三）推进医疗服务价格改革，充分体现全科医生技术劳务价值

改革基层医疗卫生机构绩效工资制度，合理核定政府办基层医疗卫生机构绩效工资总量，使基层医疗卫生机构全科医生薪酬与当地县区级综合医院同等条件临床医师薪酬水平相衔接，对经住院医师规范化培训合格的全科医生进一步加大倾斜力度。

（四）完善全科医生聘用管理办法，简化招聘程序

对本科及以上学历医学毕业生或经住院医师规范化培训合格的全科医生，基层医疗卫生机构可采取面试、组织考察等方式公开招聘，鼓励实行"县管乡用"（县级医疗卫生机构聘用管理、乡镇卫生院使用）、"乡管村用"（乡镇卫生院聘用管理、村卫生室使用）。

（五）推进家庭医生签约服务，鼓励社会力量举办全科诊所

签约服务费可用于家庭医生团队薪酬分配。医疗机构规划布局不对全科诊所的设置做出限制，实行市场调节。对提供基本医疗卫生服务的非营

利性全科诊所,与政府办基层医疗卫生机构同等对待。

二、健全了各级全科医学会组织,充分发挥了行业协会的作用

非政府组织是协助政府部门有效开展公共事务管理的重要机构,借鉴国内外全科医学会建设经验,由全科医学专家、卫生行政管理人员、基层全科医生共同组建省、市、县级全科医学会。全科医学会协助政府部门制定全科医生培训标准、培训内容,进行培训项目的开发与管理,提供全科医学政策咨询服务,负责全科医生资格认证考核。在全科医学会的基础上整合资源,修订出台规范、具体的培训大纲,统一培训标准,持续改进全科医生培训工作的质量。以各级全科医学会为平台,开展全科医学学术交流活动,鼓励全科医学相关学科研究;全科医学会的建立立足于初级医疗保健工作,服务于基层全科医生,开展全科医学相关政策和制度研究,为全科医生制度的建立和全科医学的发展提供技术指导和政策咨询服务。

三、构建了完整的全科医生培养体系,提供终生全科医学教育

(一)确立全科医学生的教学目标

明确高等医学院校开展全科医学教育的必要性,合理定位教学目标,优化整合教学内容,探讨适宜的全科医学教学方法,注重全科医学思维培养,明确全科医生工作职责和考核,关注人文素质培养,强化质量监控。要有严格的导师带教制度,以保证全科医生的医疗质量。全科医学生的教学目标与专科医学生的教学目标不同。全科医学生临床技能培养目标的确定,必须紧密结合全科医生岗位的工作特点,将课程设置、训练模式贴近基层一线临床。

(二)健全全科医生人才培养制度

全科医生培养适应经济社会发展需要,是加强基层医疗机构人才队伍

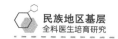
建设、深化医药卫生体制改革的重要举措。各级政府部门应该明确自己的责任，认识到全科医学人才培养、全科医生制度建立的长期性，加强对全科医生培养工作的引导。鉴于医学教育实践性强、周期性长的特点，全科医生的培养应包括完整的学历教育、毕业后教育、继续医学教育三个环节。目前我国高等医学学历教育具备完整的教学体系，全科医生培养体系建设的重点是毕业后教育、继续医学教育，形成正规学历教育、毕业后教育、继续医学教育相互结合的培养体系，满足不同学历层次、职称结构全科医生终身医学教育需求。结合当前基层医疗卫生队伍结构现状，多渠道培养合格的全科医生，通过全科医生规范化培训为全科医学的发展储备骨干人才，通过专升本等培养方式提高基层医疗机构学员的学历水平，开展各种形式的继续医学教育项目，满足高年资基层医疗机构工作者的培训学习需求。

（三）全科医学的继续医学教育得到了高度重视

通过对全科医生培训的调研，全面了解全科医生参加继续医学教育的现状。全科医学继续医学教育的兴盛与否是与政府的重视程度密切相关的。同时树立科学教育和人文教育并重的指导思想，以全科医师的核心能力为目标，完善全科医学继续教育体系，制定全科医生继续教育指南，大力发展远程继续教育，普及全科适宜技术，实现全科医生继续医学教育全覆盖。拓宽全科医生转岗培训实施范围，鼓励二级及以上医院有关专科医师参加全科医生转岗培训，培训合格的增加全科专业执业范围。继续通过全科专业住院医师规范化培训、助理全科医生培训、转岗培训、定向免费培养、师资培训等多种途径，加大人才培养力度，努力满足人民群众对合格全科医生的紧迫需求。遵循分层递进人才培养原则，制定多维度分层递进的培养方案，规划不同学年的培养目标，打造连续递进式人才培养模式，避免碎片化培养，持续关注住培医生知识和服务技能提升情况，定向路径输出具有合格岗位胜任力的全科人才。全科医生队伍的发展既要着眼于当下,又要放眼于未来。为满足居民日益增长的健康保障和基本医疗服务需求,必须明确高校可持续性全科医生培养的重要性,健全全科医生高校培养体系,在更多的高校开展全科医学教育;借鉴国外全科医生的培养经验,制定全面的全科医生培养标准,完善全科医学教育理念和教学内容。同时要紧密结合全科医生岗位的工作特点,使课程内容、技能训练满足基层临床需求;整合现有高校的教育资源,各高校间进行优势学科互补,共同推动全科医学教育的发展。

四、统筹规划,师资队伍建设得到加强

（一）加强师资队伍的培训,整合现有师资力量

师资队伍的水平,决定着培训工作的质量。在全国范围内统筹规划,重视师资队伍建设,鼓励医学院校开展全科医学研究生教育,积极开展国际合作交流,引进国外先进的全科医学培训理念和培训方法,提高全科医学师资教学水平。提高管理师资学历水平,增加临床专业管理师资所占比例,适当补充卫生事业管理专业师资,优化管理师资结构,组建专职的管理师资团队。骨干师资队伍建设应趋向年轻化,在公平自愿的基础上,选拔中级职称技术骨干,提高研究生学历师资所占比例,为全科医学的发展储备师资力量。逐步规范全省全科医学师资选拔机制,全科医学师资经过全科医学知识技能培训,考核合格后,方可取得师资资格。通过短期专题培训、其他医院观摩学习、会议研讨和脱产学习等多种方式,加强全科医学师资队伍建设。

（二）全面落实全科医生指导教师制度

确定严格的指导教师选拔条件,明确全科医生指导教师职责,加强师资

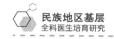
队伍培养,通过建立考核档案来发挥全科医师导师的带教作用。导师的指导始终贯穿于全科医生的学习和临床实践过程中,成为加强全科医生转岗培训质量最有效和最现实的保障。同时建立指导教师激励机制,给予指导教师一定的津贴或奖励,使得导师的积极性、主动性和创造性被充分调动起来,为全科医师导师梯队可持续发展提供了重要保证。

(三)加强外语能力,与国际接轨,拓展全科医学国际交流与合作

由于我国全科医学教育培训的起步时间较晚,要加强对师资人才的培养,需要借鉴国外师资队伍建设的经验,加强国际交流合作,并引入国外师资队伍培训人才;结合高校教师和临床专科医生的教育资源,既保证了学员的全科医学理念和知识的培养,也保证了实践技能的提高;充分利用现有的师资力量及政策导向,吸引一批有一线工作经验、在临床专科中达到一定水平的医生,在高等医学院校经过全科医学培训后成为师资骨干,然后采用分级培养的方式逐步向下延伸;建立培训教师认证制度,严格控制培训教师的水平,不符合培训资格的人员不允许从事全科医生的培训工作。我国的全科医生自身对医学研究和知识更新的需求普遍不是很迫切和强烈,这是由于全科医生大部分在城市社区工作,对外学术交流的机会很少。因此,为确保全科医学专业培养的方向性、教学内容的针对性,高校要充分利用人力、物力等资源,走开放教学之路。也希望有关管理部门促进全科医生与国外相关机构建立良好的合作关系,成立全科医学合作中心,并通过拓展全科医学国际合作与交流,不断学习世界各地全科医生先进经验,必将推动全科医学教学和社区卫生服务的健康发展。

五、构建了完整的全科医生培养质量控制体系

(一)制定了严格的学员选拔标准

针对目前全科医生培训学员中年龄结构、基础教育水平等方面存在的

差异,制定严格的学员选拔标准,对学员年龄、学历、职称严格规定,在自愿报名的基础上,通过统一、公开、公正的选拔途径,选拔专业基础知识技能牢固、热爱基层医疗卫生工作的优秀学员,进行全科医学专业培养。学员培养向基层一线医疗卫生工作者倾斜,降低基层管理工作者参与全科医生培训比例。建立学员退出机制,对专业技能、职业道德不符合基层全科医学服务要求的学员予以清退。

(二)加强培训教材的建设,完善培训标准的制定

全科医学教材应结合基层工作实际,突出全科医学理念,从提高全科医生诊断思维和实践技能为切入点,加强培训教材建设;按照全科医学毕业后教育、继续医学教育内容的不同,规划不同层次的培训教材。组织医学教育专业人员,在广泛调研、科学论证的基础上,制定统一培训标准,对全科医生培训内容、知识技能的掌握提出明确的要求,保证全科医生培训质量。

(三)优化组合培训内容,突出全科医学特色

培训工作中要优化组合培训内容,坚持以基层医疗机构常见病诊疗技术的掌握为主,增加实验室相关辅助检查内容,提高全科医生临床思维能力;增加流行病学、传染病及预防接种等预防医学知识,提高全科医生公共卫生处理能力;增加中医学、康复医学等实用技术,提高全科医生康复、保健工作能力,使学员能够全面掌握全科医学知识技能,提供富有特色的全科医学服务。构建全科医学网络教学平台,整合网络教学资源向全科医生免费开放,能有效解决培训中的工学矛盾。公开招标,组织省内外医学院校、全科医学专家建设全科医学精品课程,系统开发全科医学毕业后教育、继续医学教育教学课程,实现有限的经济资源与优质的教学资源整合为一流课程,作为公共产品免费向基层医疗卫生工作者开放,使更多基层医疗工作者

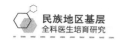
受益。

为尽快满足当前居民对全科人才的需求,实现全科医生制度目标,必须充分发挥在岗转岗培训的作用,深入了解学员的培训需求,有针对性地对培训内容、方式和时间等作出科学的规划。在理论教学中,要注重培养学员的全科医学执业理念和人文素养,根据"六位一体"的服务模式,培训内容的重点应集中在常见病、多发病的诊疗,慢性病管理、预防保健、健康管理和病人的康复等相关知识上;政府主管部门加快完善全科医生培训基地建设,为基地配置充足的教学软硬件设施,加强学员在医院和培训基地的实践教学,落实现场教学,提高学员的临床技能;合理规划培训时间,将集中培训与分散教学相结合、实地教学与远程教学相结合,兼顾学员的工作与学习。

(四)建立权威的全科医生资格认证制度

教育培训,不仅是对人才知识技能的培养,也是对人才的鉴定和遴选。某种程度上,教育培训的人才鉴定遴选意义更加深远。在政府部门领导下,由全科医学会负责,成立全省统一的全科医生资格认证机构,对全科医生进行资格认证,加强全科医生资格认证的权威性和严肃性。在科学评估的基础上,设立一定的淘汰率,完成对全科医学人才的遴选及鉴定,确保全科医生人才队伍建设的质量。

六、加强全科医学培训基地的建设,建立区域性卫生人才培训中心

全科医生培训基地担负着全科医生培养的重任,作为区域性医疗中心,全科医生培训基地应该重视区域医疗卫生人才的培养工作,推动区域医疗卫生整体水平的提高。加强硬件设施建设投入,建立相应的多媒体教室、操作技能训练室,购置相应的教学器材等满足培训教学的需要;改善学员的饮

食、住宿条件,努力为学员提供舒适的学习环境。加强教学管理工作,成立专门的全科医学教研室,管理师资、骨干师资共同参与教学计划的制订、教学内容的设计、教学质量的考核,提高全科医生培训基地的培训质量。建立完整的激励机制,通过对培训学员培训期间的考核评估,设立奖学金、生活补贴等,弥补学员参与培训的经济损失,鼓励学员以全脱产方式参与培训。建立科学的绩效考核,对教师的教学工作进行量化考核,通过物质奖励和职称晋级等方面的优惠政策,鼓励教师积极参与全科医学教学工作。统一全科培训基地准入条件,承担全科医生培养任务的综合医院应独立设置全科医学科,并建立由综合医院全科医学科牵头、相关临床轮转科室协同、城乡基层实践基地共同参与的全科专业培训体系。充分发挥行业协会的评估认证职能,形成常态化基地评估认证机制和全国统一基地认证标准并严格执行。

七、建立了全科医生培养评价体系,加强培训工作的评估

建立了全科医生培养综合评价体系,组织全科医学教育专家、卫生行政管理人员对培训基地、培训学员定期进行定性指标与定量指标相结合的评价,加强对培训基地、培训质量监督管理。通过科学、系统的评价工作,及时发现培训工作中存在的薄弱环节并进行改进,总结培训工作管理及教学中的成功经验并积极推广,持续改进全科医生培训质量。各培训基地自身应建立健全教学管理评价体系,不断提高日常培训管理工作的水平。以岗位胜任力为导向,建立完善的全科医生培训过程考核体系,按分层分级的标准进行阶段考核,同时引入退出和淘汰分流机制,切实提升全科医学人才队伍的质量。

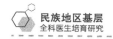
第四章　民族地区基层全科医生培育的路径选择

第一节　补足民族地区基层全科医生之钙

加强以全科医生为重点的民族地区基层医疗卫生队伍建设,对改善民族地区居民健康水平和降低医疗费用具有重要作用,是健全民族地区基层医疗卫生服务体系、提高民族地区基层医疗卫生服务水平的基础工程,是民族地区基层缓解看病难、看病贵问题的基础环节,是实现民族地区人人享有基本医疗卫生服务的基本途径。

《中共中央 国务院关于深化医药卫生体制改革的意见》(中发〔2009〕6号)和《医药卫生体制改革近期重点实施方案(2009－2011 年)》(国发〔2009〕12 号指出),加快建设以全科医生为重点的基层医疗卫生队伍,提高民族地区基层医疗卫生队伍的整体素质和服务水平,逐步实现人人享有基本医疗卫生服务的目标,提高全民健康水平。在总结我国民族地区基层医疗卫生队伍建设和发展经验的基础上,也应该加强民族地区全科医生队伍的建设,补足民族地区全科医生之钙。

全科医生是适应医学服务模式转变的新型医生,是具备医疗、预防、保健、康复、计划生育、健康教育"六位 一体"综合服务的复合人才。根据《国务院办公厅关于推进分级诊疗制度建设的指导意见》(国办发〔2015〕70 号),要求全科医生在社区卫生中心(农村卫生站)等基层医疗机构包括民族地区基层医疗机构发挥居民健康"守门人"作用。目前,国内全科医学教育仍处于起步阶段,还存在教育规模少、师资力量薄弱、教育内容比例失调、培训基地建设不足、教育体系不完善等问题,导致培养数量和质量都不能满足需求。由于地方经济和城乡医疗卫生事业发展不平衡,相关支持政策还没有完全到位,高层次、高学历全科医学人才大多不愿到基层医疗卫生机构就业,特别是不愿去欠发达的民族地区基层医疗机构。3年制临床医学专业的培养定位即为面向基层,作为培养3年制专科层次医学人才的专科学校,在3年制临床学专业探索面向民族地区基层的全科医学人才培养模式具有积极的意义,是充实民族地区基层医疗机构全科医学人才队伍的有益尝试。

教育部等6部门在《关于医教协同深化临床医学人才培养改革的意见》(教研〔2014〕2号)中强调,要"贯彻落实《国务院关于建立全科医生制度的指导意见》(国发〔2011〕23号)、《全国乡村医生教育规划(2011—2020年)》,作为过渡期的补充措施,面向经济欠发达的农村地区乡镇卫生院和村卫生室,开展助理全科医生培训,培养高职(专科)起点的"3+2"执业助理医师,提高基层适用人才教育培训层次,努力提高基层医疗水平"。在2014年11月召开的医教协同深化临床医学人才培养改革工作推进会上,国家卫计委要求"进一步加强全科人才的培养,将全科医生规范化培训纳入区域住院医师规范化培训计划同步实施;积极构建符合民族地区基层特点的临床人才培养体系,将临床教育教学改革与全科医师规范化培训融合"。国务院印发的《中医药发展战略规划纲要(2016—2030年)》(国发〔2016〕15号)要求:"加强全科医生人才、基层中医药人才以及民族医药、中西医结合等各类专业技能人才培养。"面向民族地区基层培养全科医生是推进民族地区基层医疗服务能力提升工程的重要内容,是在民族地区基层卫生服务中发挥特色与优势、保障和满足民族地区基层居民服务需求的迫切需要,补足民族地区全科医生之钙,是我国医疗事业发展一项十分紧迫的任务。

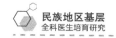
一、民族地区基层医疗基本概况

党中央、国务院高度重视城乡基层医疗卫生工作和民族地区医疗卫生工作，近年来制定并实施了一系列政策措施，大力推进农村和民族基层地区医疗工作。

（一）民族地区基层全科医生严重缺失，民族地区基层医疗卫生服务体系需要进一步完善

各级政府需要加大对民族地区基层卫生室、卫生院和社区卫生服务机构基础设施建设的投入。由于全科医生的缺失，导致民族地区基本医疗得不到应有的保障，民族地区基层卫生人员配备不足。比如，大部分民族地区基层医疗水平与全国水平持平或较低，民族地区基层医疗服务均未完全开展。少数民族地区基层乡镇卫生院存在两大问题：民族地区基本医疗服务专业水平低、效率差，公共卫生服务项目数量少、层次浅，人员配备标准不合理。建议实施民族地区县乡村一体化管理，建立常规培训机制和卫生院托管模式，培养少数民族地区卫生人才。通过了解西部少数民族基层地区乡镇卫生院职工工作满意度，并分析其影响因素，为提高民族地区乡镇卫生院服务水平、制定相应卫生管理政策提供依据，为民族地区基层全科医生培养找到合适的路径。本课题组通过分类、概率和整群抽样方法，选择西部居民分别主要为回族、苗族和藏族的宁夏固原县、云南镇雄县和四川康定县共 18 所乡镇卫生院的 155 名医务人员为研究对象进行问卷调查，结果表明，西部民族地区乡镇卫生院医务人员满意度较低，达到基本满意及以上者有 102 人，占总人数的 67.1%。医务人员对工作压力、工作时间尤其是薪酬待遇的满意度最低。所以，政府可以将民族地区基层乡镇卫生院医务人员的工作压力、工作时间、薪酬待遇等作为着手点，采取多种管理措施和激励政策，提

高西部民族地区医务人员的工作满意度,补足民族地区基层全科医生之钙,以此,加快民族地区基层卫生事业的发展。通过长期努力,民族地区基层医疗卫生服务网络得到进一步健全,全国共有 2.4 万个社区卫生服务中心(站),民族地区基层社区卫生服务网络体系初步形成。

(二)民族地区基层医疗卫生队伍得到一定发展

截至 2018 年年底,全国社区卫生人员 21.9 万人,乡镇卫生院人员107.5 万人,村卫生室人员 105.8 万人,占全国卫生人员总量的 32.6%。村卫生室、乡镇卫生院、城市社区卫生机构的执业(助理)医师为 60.6 万人,占全国执业(助理)医师总数的比例为 29.1%。

(三)民族地区基层医疗卫生服务利用量逐渐增加

随着新型农村合作医疗制度的全面推行,以及民族地区基层居民基本医疗保险制度的建立,民族地区基层人民群众到基层医疗卫生机构就诊人次和住院人数明显增加。2018 年,民族地区基层卫生院诊疗人次达 8.62 亿,住院人数达 3355 万,分别比 2013 年增加 1.72 亿人次和 1747 万人;民族地区社区卫生服务中心(站)诊疗人次达 2.57 亿,住院人数达 141 万,分别比 2013 年增加 2.17 亿人次和 130.7 万人。

但是,与硬件条件不断改善相比,我国民族地区基层医疗卫生机构的"软件"建设相对薄弱,难以满足民族地区基层人民群众医疗卫生需求,特别是人才队伍建设相对滞后,全科医生缺失,已成为制约民族地区基层医疗卫生机构进一步改善服务和提高水平的"瓶颈"。目前,乡镇卫生院、社区卫生服务机构等基层医疗卫生服务利用率为 30% 左右,与 50%~80% 的国际水平还有较大差距,"大医院人满为患,民族地区基层医疗卫生服务利用不足"现象仍然严重,民族地区人民群众对"看病难、看病贵"问题反映强烈。

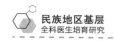
城镇化、工业化、人口老龄化和经济全球化,使我国经济社会各方面都发生了深刻变化,同时也导致疾病普遍、生态环境等不断变化,这对民族地区基层医疗卫生服务提出了更高的要求。大力培养全科医生,向个人和家庭提供集预防、保健、诊断、治疗、康复、健康管理一体化的,连续协调、方便可及的主动服务,为民族地区基层医疗卫生服务培养知识全面、经验丰富、素质较高的人才队伍,已经成为目前我国深化医药卫生体制改革非常紧迫的重要任务。

二、民族地区基层医疗事业存在的主要问题

(一)执业医师尤其是全科医师数量严重不足

根据中国卫生统计年鉴,我国约有 6 万名执业范围为全科医学的执业(助理)医师,仅占执业(助理)医师总数的 3.5%,远低于国际上 30%～60% 的平均水平,其中,中医类别全科医师数量更为不足。24% 的民族地区基层卫生院没有执业医师,尤其是中西部地区基层,合格的医疗卫生人才更为短缺,仍有部分乡镇卫生院无执业医师。

(二)民族地区基层医疗卫生队伍素质不高

我国民族地区基层医生大多学历不高,56.7% 的医生不具备报考国家执业(助理)医师考试的资格。民族地区基层卫生院具有大专及以上学历的卫生技术人员不足 23%。社区卫生服务中心卫生技术人员高级职称人员不足 4%。因此,民族地区基层医生难以取得当地居民的信任。

(三)民族地区基层医疗卫生队伍不稳定

由于社会认同度低,职业发展路径不清晰,缺乏有效的激励约束机制和科学的绩效考评制度,民族地区基层医疗卫生机构难以吸引和稳定人才,条件较为艰苦的山区和贫困边远地区尤为突出。多年来,民族地区基层医疗

卫生机构流失的正高、副高和中级专业技术资格人员分别占在岗相应职称人员总数的一半以上，严重削弱了民族地区基层医疗卫生队伍的力量，制约了民族地区基层医疗卫生事业发展。

（四）缺乏机制制度保证和配套政策

民族地区基层医疗卫生人员的培养培训尚未建立科学规范的体系和制度，低水平重复培训多，政府投入效果有待提高。同时，尚未建立人员准入、评价与退出制度，人才使用和管理政策不配套。一方面培养的人才"下不去"，也"留不住"；另一方面现有在岗人员工作积极性不高，学习欲望低，水平难以让老百姓信任，导致业务量少，因此形成恶性循环。

（五）目前，民族地区基层医院运营中存在的问题

1.资源布局不合理，机构重叠。一个民族地区基层乡镇设一所卫生院，在当时有它的合理性。在西部许多民族地区，这种布局一直延续到现在。而目前由于交通条件改善，城市化进程加快，这种布局暴露出众多的问题：城乡卫生机构星罗棋布，不仅造成资源浪费，势必产生盲目上项目、争资源、设备利用率低的恶性循环。由于民族地区基层卫生机构布局的分散，民族地区卫生系统本就不够宽裕的资金和资源更显紧张，无法形成区域内的医疗服务中心。

2.资金匮乏，投入严重不足。目前，民族地区大多农村的乡镇卫生院条件简陋。运营状况处在负债经营或保本经营中，直接原因是财政拨款的严重不足。长期以来，我国对公共卫生机构的投入采取的是分级财政体制，即各级财政负责各自的疾病预防控制机构的财政投入。这种投入机制带来的负效应之一就是富裕地区对公共卫生的投入较多，民族地区基层和贫困地区则较少有经费投入。民族地区基层乡镇卫生技术人员的专项调查表明：

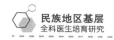

全县村级卫生室基本已由县乡共管变为个体承包经营,且普遍存在"三少一低"的问题,即资金投入少、医疗设备少、技术人员少、服务水平低。这种宏观分配政策在一定程度上加剧了我国卫生资源配置的城乡差异和地区差异。民族地区乡镇卫生院目前的这种处境正是长期以来我国财政分配上城乡分而治之,重城市轻农村产生的连锁反应和长期积累的结果。民族地区乡镇卫生院的投入相当一部分要依赖地方财政,特别是县乡财政的投入,西北地区很多地方县乡实际的财政困难,导致对乡镇卫生院的投入十分有限(财政补贴主要用在了人头费上),而长期形成的对财政依赖的惯性,又束缚了民族地区基层乡镇卫生院自身的改革与发展。

3.专业技术人员和全科医生严重不足。僵化的人事管理体制,使得民族地区基层卫生院人员结构不合理,人头费占了支出的大部分;由于工作条件差、待遇赶不上城市医院,一方面是民族地区乡镇卫生院的人员流失较为严重,另一方面是需要的全科医生进不来。对某些民族地区乡镇卫生院人员结构的调查结果是,在卫生技术人员中,拥有高级职称的占3%;中级职称的占27%;初级职称的占68.6%;其他人员占1.4%。

4.民族地区乡镇卫生院的基本医疗服务专业水平低、效率差。与文献资料所反映的农民去乡镇卫生院就医意愿低的情况有所不同,少数民族地区的居民更愿意选择乡镇卫生院就医,这主要是因为我国少数民族地区多处在边陲地带,地广人稀,医疗服务半径大,农牧民去乡镇卫生院比去县城看病便利,花费也不高。但是,自治区乡镇卫生院医疗服务效率均较差,医护人员专业水平也较低。一方面,民族地区乡镇面积辽阔,由于交通问题患者无法及时被送达乡镇卫生院;卫生院基础设施差,设备陈旧,有些疾病只能通过医技人员的经验判断,而无法通过仪器明确诊断;有些病情即使得到明确诊断,受设备限制又无法及时治疗。另一方面,医护人员专业素质不

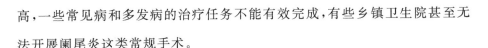

高,一些常见病和多发病的治疗任务不能有效完成,有些乡镇卫生院甚至无法开展阑尾炎这类常规手术。

5.民族地区基层公共卫生服务项目数量少、层次浅。少数民族地区乡镇卫生院在公共卫生服务工作方面,与非少数民族地区相比开展项目普遍较少,免疫接种成功率不高,所开展的健康教育也仅仅停留在发放宣传册上。虽然,近些年来少数民族地区公共卫生服务项目开展的数量以及覆盖面有所扩大,尤其在健康档案建立、孕产妇保健以及慢性病的管理方面都有了极大改善,且部分乡镇卫生院对乡镇的非住院结核病人和艾滋病病人进行了管理和规范化治疗。可以说,部分少数民族地区乡镇卫生院基本实现了"受县级卫生部门委托承担卫生管理职能,综合提供基本医疗服务和公共卫生服务"[《乡镇卫生院管理办法(试行)》]的功能定位。但是,对于慢性病和计划免疫的管理仍然是民族地区乡镇卫生院的薄弱环节。新疆部分乡镇卫生院将糖尿病、高血压等慢性病合并开展后期关怀,指标的分类不够明确,计划免疫考核方面实施不够细致,有部分乡镇卫生院笼统地将麻疹疫苗、百白破疫苗、脊髓灰质炎疫苗、乙肝疫苗和卡介苗统统使用"一类疫苗接种率"进行考核,这对计划免疫效果的评价不够准确。

三、少数民族地区基层医疗事业发展的影响因素

(一)人力资源配备标准与需求不符

卫生资源问题最主要的是卫生人力资源问题。大部分少数民族地区地处祖国西北边陲,少数民族聚居,经济发展和人文地理与非少数民族地区存在较大差距,这就造成了少数民族地区卫生人员留不下、留不住的问题。加之在新疆、西藏等人口密度较小的地区,服务半径大,卫生人员的数量无法满足当地农牧民的就医需求。国家标准要求的每千农业人口乡镇卫生院人

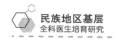

员数在少数民族地区并不适用。

（二）缺乏人才管理机制

除了人才匮乏和流失严重，少数民族地区乡镇卫生院卫生人员学历、职称以及综合素质水平也较低，当地培养的少数民族卫生人员更是少之又少。其主要原因是少数民族地区乡镇卫生院人员待遇未能体现少数民族地区特殊性，县级医疗机构和卫生机构对乡镇卫生院卫生人员的重视和培训不足，直接造成了人才的大量流失和全科医生的极度匮乏。

（三）政府财政投入不足

近年来，中央及各级地方政府加大了对乡镇卫生院的资金投入总量，乡镇卫生院的业务用房和医疗设备等基础设施建设步伐加快，但由于少数民族地区经济发展水平低、基础设施建设比较滞后，与非少数民族地区乡镇卫生院仍然存在差距。特别是新疆、西藏等贫困地区，乡镇卫生院基础设施建设几乎从零开始，而县乡财政又比较困难，无法为乡镇卫生院提供必要的投入，使得乡镇卫生院陷入了"没设备就无法提供服务，无法提供服务就没有病源，没有医药收入就没钱购买设备"的不良循环，导致民族地区乡镇卫生院的基本医疗服务和公共卫生服务能力长期低下，无法落实其功能。

四、民族地区发展医疗事业的对策

补足民族地区基层全科医生之钙，补足民族地区基层医疗服务缺口，建设和培养全科医生队伍是关键。据中国之声《全球华语广播网》报道，全科医生是综合程度较高的医学人才，又被称为居民健康的"守门人"。目前，我国全科医生缺口近10万人，全科医生职业认同感较低、收入水平不高、职称晋升的空间狭窄，全科医生短缺已经成为我国医疗卫生服务体系的短板，尤其成为民族地区基层医疗事业发展的障碍。

全科医生主要在民族地区基层承担预防保健、常见病多发病诊疗和转诊、病人康复和慢性病管理、健康管理等一体化服务。长期以来，民族地区基层的全科医生职业认同感较低、收入水平不高、职称晋升空间狭窄，严重制约了全科医生队伍的快速优质发展。很多人认为，大医院那种能做开胸、开颅手术的都是水平比较高的医生，觉得民族地区基层的医护人员水平比较低，最重要是待遇比较低，干了很多年了，编制问题一直没有解决，但是跟这个社区有感情了，也不舍得离开。最突出的问题是民族地区基层全科医生招人难，招来人留不住人。

　　截至 2019 年年底，我国累计培训全科医生 20.9 万人，仅占整个临床医生总数的 6.6％，而欧美发达国家占比一般为 30％～40％，这与我国建立分级诊疗制度的要求存在较大差距。国家卫生计生委科技教育司原司长秦怀金提到，"到 2020 年我国要培养全科医生 30 万名以上。"依目前的情况看，还存在近 10 万人的缺口。现在的问题主要有两个方面：一方面我们从培养、培训上存在问题，现在有些高校有全科医学专业，原来对全科医学的教育很少，现在全科医学科目、教研室、学院一套的教学体系不完备。且大医院里面都没有全科医学科。另一方面岗位吸引力差，待遇低，职称晋升也比较难，职业发展路径又不清晰，所以吸引力小。

　　国外的全科医生又称"家庭医生"，是一个家庭或一个团体的健康维护者，能提供健康咨询、预防保健、医疗康复和常见病多发病的诊断治疗等长期服务，并对慢性病人和康复期病人进行主动追踪观察，能处理病人 85％～90％ 的健康问题。生病了先找"家庭医生"，家庭医生解决不了的问题，才会往医院专科领域送。美国全科医生占全国医生总数的 60％，是给公民提供医疗服务的主力军。想要在德国成为一名全科医生，要走的路就更长。学生在正常的医学专业毕业之后还要再进行长达 5 年的职业培训，培训分为两

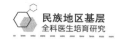

个部分：先是在大医院里进行 3 年的工作学习，期间要到各个科室坐班，训练各种紧急病症的处理能力，然后再去专门的全科诊所进行第二阶段的培训，时间为 2 年，在这里主要学习对病症的诊断能力，以及与病人的心理交流能力，只有完成上述所有培训项目，并且考试合格之后，才能取得全科医生资质。也就是说，大概需要大学 6 年与培训 5 年，总共 11 年的时间，非常耗时耗力。但是一旦具备了全科医生资质，也就满足了开私人保健医生，或者说是家庭医生诊所的条件。那么应该如何培养和建立民族地区基层全科医生队伍？

（一）政策支持全科医生的定向培养，为民族地区基层输送人才提供路径

2010 年，我国首次启动面向中西部地区招录 5000 名农村订单定向免费医学生培养工作，分三年为中西部每个乡镇卫生院培养一名拟从事全科医疗的 5 年制临床医学本科毕业生。作为首批免费医学生，李婷可以享受免费医学生培养项目的资助——上学期间不但免缴学费和住宿费，还可享受每年 6000 元生活费补助。而她毕业后，将定向到农村基层医疗卫生机构服务 6 年，担当起当地百姓的健康"守门人"——了解每位居民的健康状况，承担起疾病预防指导和疾病早期的诊断和治疗。2010 年中央财政共补助中西部地区 24 个省（区、市）招收 5000 名免费医学生，54 所地方高等医学院校承担国家免费医学生的培养工作。

我国如此大规模启动"免费医学生"培养项目，原因何在？这个项目能够为中西部地区和民族地区基层解决什么问题？它的目标是培养能服务民族地区基层的全科医生，能否从根本上解决我国百姓看病难问题？

这些培养全科医生的举措，会很大程度上补足民族地区全科医生之钙。

（二）培养能扎根民族地区基层的医疗人才——全科医生

近年来，与硬件条件不断改善相比，我国民族地区基层医疗卫生机构的"软件"建设相对薄弱，难以满足百姓医疗需求，这也是当初设立免费医学生项目的初衷——针对农村生源，重点为乡镇卫生院及民族地区基层等医疗卫生机构培养全科医疗的卫生人才。

对医学教育研究颇深的北京大学前常务副校长柯杨在2010年指出，"从今年起，我国将连续3年在高等医学院校开展面向中西部地区的免费医学生培养工作。"当前我国执业医师尤其是全科医师数量严重不足，人才队伍建设相对滞后，尤其民族地区基层医生人才队伍建设相对落后，已成为制约民族地区基层医疗卫生机构进一步改善服务和提高水平的"瓶颈"。据国务院医改办公室介绍，免费医学生只是全国培养基层医疗卫生人才重要举措之一。

（三）提高民族地区基层全科医生的信任度

专家指出，目前，我国民族地区基层医院大都缺乏通晓内、外、妇、儿科的全科医生，而大多是专科医生，但按照专科医生精深专业技能的要求，他们又与大医院医生的医疗水平相差太大。既不"全"，也难称"精"的结果是，病人首诊大多不信任基层医生，怕被误诊，更怕小病被耽误成大病。因此，基层医生也就无法承担起健康"守门人"的责任，满足不了百姓就诊需求，自然留不住百姓。

"每个人都应该成为自身健康的驾驶员，全科医生可以通过提供信息帮助个体控制驾驶方向，达到健康目的。"时任北京协和医学院教授、公共卫生学院院长、《健康管理》杂志主编黄建始解释说。

黄建始表示，我国医疗一直遵循"防""治"并重，以"防"为主的方针。但

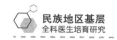

在长期发展过程中,医疗机构更多的是重"治"轻"防",因而本应在预防疾病方面发挥重要作用的基层医生,其"健康管家"的作用一直没有充分发挥。

(四)解决民族地区基层医疗人才严重匮乏的问题

在国外,全科医生(家庭医生)占医生总数 40%～60% 以上,可以独立执业并服务于多家医疗机构,80% 以上的疾病可以在全科医生那里得到解决,全科医生的工资超过多数专科医生。"相比之下,我国目前 6 万名全科医学的执业(助理)医师仅占医生总数的 3.5%。"柯杨指出。据有关部门统计,我国仅城市社区卫生服务机构对全科医生的需求就有近 10 万人的缺口,更别说医疗资源分布更加匮乏的中西部农村地区了。"目前贵州省医疗条件最艰苦的个别卫生所的医疗设备还只有老三样——血压仪、听诊器、体温计。"贵州省卫生厅科教处原副处长刘岚介绍说,省内 1451 所乡镇卫生院,仅 251 个具备拥有执业医师的条件,近一半从业人员甚至没有中专学历。

《中国卫生统计年鉴》数据显示,目前我国 56.7% 的乡村医生不具备报考国家执业(助理)医师考试的资格;乡镇卫生院具有大专及以上学历的卫生技术人员不足 23%;而民族地区基层社区卫生服务中心卫生技术人员具有高级职称的不足 4%。

"由于社会认同度低,职业发展路径不清晰,缺乏有效的激励约束机制和科学的绩效考评制度,民族地区基层医疗卫生机构难以吸引和稳定人才,条件较为艰苦的山区、民族地区和贫困边远地区尤为突出。"柯杨表示。

(五)加快民族地区基层全科医生培养及团队建设

"当前,世界医疗卫生和公众健康领域已从单纯地预防控制疾病走向全面维护和促进健康。"黄建始认为,我国应当加快全科医生队伍的建设,让民族地区基层老百姓的健康尽快由全科医生"管"起来。专家认为,应该在人

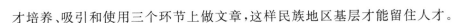

才培养、吸引和使用三个环节上做文章,这样民族地区基层才能留住人才。

"例如浙江省在探索全科医生城乡一体化管理方面做了一个有益的尝试——全科医生岗位保留在县级医院,服务面向乡镇,实行县域编制内卫生人才统筹使用。"这样可以从实处解决医生在民族地区基层工作的后顾之忧,比如户口、子女上学等现实问题。"不仅要培养出全科医生还要能留得住,这关键要尊重医生的价值,解放医生。"专家认为,医生应该像律师那样成为自由职业者,国家应该加快探索医生多点执业的政策,充分调动医生的积极性。

还有专家认为,加强全科医学学科建设也是当务之急。全科医生师资力量缺乏,学生培养大都由专科医生师资代教。全科医生和专科医生在培养模式方面存在很大差异。前者负责健康时期、疾病早期乃至经专科诊疗后无法治愈的各种病患的长期照顾,既涉及医学科学,又延及与服务相关的各个专业领域,甚至包括医学以外的行为科学、社会学等学科,关注的中心是人而不是病;而后者是就病治病。

"应该尽快健全全科医生职称序列并向基层和民族地区基层倾斜。"有专家指出,目前新医改已经提出,经过全科医师规范化培训后并在基层工作的人员可以提前一年申请晋升中级职称,而且可以放宽外语和论文要求,晋升标准向接诊量、群众满意度评价等因素倾斜。

如果通过不同途径培养全科医生,那么全科医生能够逐步充实扎根到民族地区基层乡镇卫生院和城市社区,我国特有的"二八现象"——约80%的患者看病首选的不是基层医疗服务机构,而是本应解决20%疑难重症病患问题的大医院——可能会有所改观。

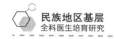

第二节　学好民族地区基层全科医生之知

加强民族地区医疗事业的发展之根本，就是补足民族地区基层全科医生之钙。然而，要补足民族地区基层全科医生之钙，就要学好民族地区基层全科医生之知，为民族地区培养好"下得去、留得住、用得上、干得好"的全科医生。

我国大力发展医疗事业，推动医疗体制改革，不断完善民族地区基础医疗服务机制，保障民族地区广大人民的健康和生命安全。民族地区基层医疗是最为基层的医疗，与百姓的健康和生命安全息息相关，也是我国医疗服务最为广泛且最为直接的医疗机构之一。

民族地区基层医疗服务需要相应的医疗机构，需要必备的医疗设备，需要更多的全科医生人才，让更多民族地区基层百姓近距离享受国家医疗服务，让各种常见疾病做到不出远门就能就近得到治疗，也让一些重大疾病在基础医院得到最为科学的应急处理，争取更多的救治时间，做好对民族地区老百姓的有效诊断和帮扶。加大民族地区基层全科医生人才培养，提升他们的诊疗水平，更好地服务居民健康。

一、我国民族地区基层全科医生人才的现状和问题分析

民族地区基层医院面对的是最为广大的少数民族群众，我国全科医生数量在增加，但是民族地区基层全科医生的执业医师在减少。相关统计数据表明，2015 年，我国民族地区基层全科医学执业医师数量占比仅为5.3％，与 2010 年相比下降了一个百分点，全科医学的执业医师和助理医师都有一定比例的下降。我国基层医务人员的绝对数量增加了很多，但民族地区执业医师占比在下降。一方面说明了我国从事医疗服务的医务人员大

幅度增加，而全科医生却没能够跟上增长的速度，民族地区基层的全科医生更是相对少；另一方面反映出我国民族地区基层的全科医生培养需要加强，民族地区基层全科医生培养有着非常大的提升空间，需要加大培训力度，进一步优化队伍结构，在增加全科医生数量的同时，做好现有医务人员的综合培训。从民族地区基层医务人员的综合结构来看，全科医生需求很多，但相对严重不足，更多的医务人员是全科助理执业医师，全科执业医师的数量和比重严重不足。我国已成为世界第二大经济体，经济还在保持快速增长，中国国民收入在持续快速增加，我国在很多方面与发达国家的差距都在快速缩小，甚至在财政收入增长以及绝对数量方面明显高于某些其他国家，而与之相对应的全科医生数量却严重落后，尤其在民族地区基层全科医生严重缺乏。以美国、英国为代表的一些发达国家，全科医生占全美医生的比例都超过了30％，其中美国占比是34％，英国和加拿大这样的国家比例超过了50％。我国与之相比存在非常大的差距，可以看出我国全科医生培养存在的突出问题，也反映出我国民族地区基层全科医生的极大缺口和需求，需要得到相关部门的高度重视和政策的大力支持。

　　我国全科医生数量短缺问题突出，尤其是民族地区基层全科医生严重缺失。随着我国经济的快速发展，民族地区经济也进一步发展，民族地区人民的健康意识也不断增强，需要更多的全科医生，为更多的民族地区基层百姓提供更好的医疗服务，保障民族地区基层人民的健康和生命安全。如何更好地保障民族地区人民健康？怎样才能判断我国全科医生的发展现状？如何进一步明确全科医生的培养目标？一个重要的指标就是每万人拥有的全科医生数量，这是最为客观的数据，更是最为基本的医疗保障。但是，从2017年的全科医生数量来看，我国每万人拥有的全科医生仅为1.27人，即使在我国最为发达的地区，每万人拥有的全科医生也仅为1.71人，这与我

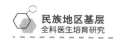
国要制定的万人拥有全科医生 3 人的目标还有非常大的差距。尤其是我国的民族地区基层全科医生更是短缺,因为我国半数的全科医生不是在基层医疗机构服务,更不在民族地区基层医疗机构服务,这就加剧了民族基层全科医生人才短缺的问题。

二、加强我国民族地区基层全科医生人才培养的有效对策,就是要学会民族地区基层全科医生之知

（一）转变民族地区基层政府执政思想,树立民族地区居民健康观念

医疗卫生事业是党和政府的事业,是党和政府与百姓接触最多、彰显党和政府根本宗旨的窗口。民族地区基层广大居民既是我国医疗服务的享受者,更是民族地区基层医疗事业的支持者与推动者,广大民族地区基层百姓也要转变思想,一方面充分信任和尊重民族地区基层医生人才的医疗服务水平,对民族地区基层全科医生充分尊重与肯定,认可他们的服务态度,相信他们的诊断能力和治疗效果,让更多有志于从事民族地区基层全科医生服务的人才到民族地区基层从事医疗服务,实现他们的价值,得到更多百姓的信赖。医生最需要的是患者的信赖,为更多患者诊疗是民族地区广大基层医生人才价值的根本体现。因此,民族地区基层百姓也应转变思想认识,全科医生能够为他们提供可靠的医疗服务,并不是所有的疾病都要到大医院请专科医生来诊治,很多的疾病通过民族地区基层全科医生能够快速诊治,并且医疗费用非常低。因此,政府应鼓励更多的民族地区基层百姓支持自己的子女积极报考全科医生专业,并立志到民族地区基层从事基层医疗服务,为民族地区基层医疗机构推送更多的人才。

政府更应转变执政思想,调整医疗服务思路,强化民族地区基层医生人才培养和引进,重视民族地区基层医生人才培养,加大硬件设施投入,更应

强化软件建设,尤其是人力资源建设。新时期,民族地区基层政府最为重要的民生工程就是教育和卫生,只有将医疗卫生事业充分重视起来,才能让更多民族地区基层百姓享受现代生活,感受党和政府的温暖。改革开放让中国人民富起来了,让更多基层民众解决了温饱问题,获得了更好的发展机遇,进入新世纪,我国政府又让基层百姓强起来了,有了更多的物质和精神需求,得到了更多的满足。新时代,我国让更多富裕起来的民族地区基层百姓生活得更健康,生命更有质量,人生更有品位,重视民族地区基层百姓的医疗卫生工作,让民族地区基层有更多的全科医学人才,让每个人生病迅速好起来,生活更有安全感。政府转变执政思想,发展民族地区医疗卫生事业,民族地区基层医疗服务需要不断升级,经济发展迅速赶超,而社会管理及综合民生服务发展步伐落后于经济发展速度。一些发达国家有了很悠久的发展历史,有很多成熟的经验和模式,有相对完善的全科医生人才培养方案值得借鉴。消除不断增长的医疗健康服务需求与城乡供给不平衡的差距,进一步向基层倾斜,重视全科医生人才引进和培养,全面提升民族地区基层执业医师和执业助理医师的比例。

（二）改革民族地区基层全科医生培养体制,优化民族地区基层全科医生培养方案,提高民族地区全科医生的社会地位

我国已经在很多领域赶上一些发达国家,可以进一步改善高校全科医生培养模式,为民族地区基层输送全科医生,强化全科医生人才培养质量。国家卫生管理部门需要强化医生终身教育培养机制,让更多的高校优秀全科医生人才为民族地区基层医疗服务,让更多在民族地区基层服务的医生人才不断学习和发展,不断提高自己的医疗水平。我国高校需要进一步消除人才培养等级模式,注重所有全科医生的医务能力,真正培养高素质的医务人才,不能再将学生定位为不同的层次,更不能直接将部分全科医生招生

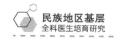

直接定位为基层全科医生,让学生、家长及社会都错误地认为全科医生就是从事基层医疗服务的医生,误解全科医生就是级别低、技术低,严重影响学生的报考志愿,更影响学生就业,影响民族地区基层全科医生人才的引进,影响群众对民族地区基层全科医生的评价。加强民族地区全科医生实践基地建设,遴选更多条件较好、医疗水平较高的民族地区基层医疗服务机构作为全科医生的实践基地,保障全科医生有更为扎实的实习条件和质量。同时,加大对民族地区基层医疗服务机构的支持力度,全面提升民族地区基层执业医师和执业助理医师的社会地位,提高他们的医疗设备和诊疗水平,推动实习基地建设与提高民族地区基层医疗服务水平相结合,既能够建设更多高质量的实习基地,更能够全面提升我国民族地区基层医疗服务机构的综合诊断水平,真正推动我国基层医疗事业的发展。

(三)创新医学生培养模式,保障民族地区基层全科医生人才供给

民族地区基层全科医生人才培养是一项综合性保障供给工程,需要做好更多方面的优化与改革,进一步创新全科医生培养模式,保障基层全科医生人才供给。订单式人才培养是很多地方实施的一种基层人才培养模式,即根据当地民族地区基层医疗服务发展和人才培养需要,面向当地学生招生,为民族地区基层医疗服务机构专项培养、定向本地就业的人才培养模式。保障全科医生人才的就业,确保医学人才对当地民族地区病情、患者语言、民风民俗文化等非常熟悉,保障以后更好地在民族地区基层开展综合医疗服务工作。同时,通过各种生活补贴、减免学生学费、降低录取分数等方式,吸引更多当地学生报考全科医生专业,保障人才供给。同时,制定更为完善的就业服务保障机制,借鉴当前我国推行免费师范生定向培养的经验模式,对当前订单式民族地区基层医生人才培养做好相应的服务年限约定,并加大对民族地区基层全科医生的城乡补贴,以此来促进全科医生人才更

好地服务民族地区基层医疗。

（四）建立并完善民族地区基层全科医生人才管理体制，拓展民族地区基层医生人才发展空间

民族地区基层全科医生人才培养需要做好人才引进和可持续培养工作，要更好地留住人才，让其更好地发挥作用，这样才能保障民族地区基层全科人才队伍结构稳定，并不断提升医务水平。在制定定向优惠政策实施细则时，需要提供更多的便利，还需要附加一定的激励条件，促进全科人才更好地在校学习，保障民族地区基层人才质量。学生在校学习期间综合考核要达到优良，保障其享有全部的补贴免费等，在学生毕业后还要通过竞争方式给予他们一定的激励，既能培养人才，又能选拔优秀人才。全科医生人才进住民族地区基层医疗服务机构以后，在薪酬结构方面做好优化，以绩效考核来激励其工作和学习，加大激励工资比重，既能提高他们的工作积极性，又能够留住人才，发挥全科医生人才的优势。在职称晋升、城乡补贴、子女入学、住宿安居等方面加大优惠，以此来为民族地区基层全科医生人才拓展生活和发展空间。

总之，发展医疗教育事业是党和政府的重要任务之一，发展民族地区基层医疗事业，也是体现党和政府关注民生、一心为民服务的根本宗旨，认识到当前我国民族地区基层全科医生人才现状和问题，必然要求进一步采取有效措施，切实改进民族地区基层医疗管理体制，推动民族地区全科医生人才培养工作，学好民族地区基层全科医生之知，保障我国民族地区基层医生人才质量。因此，必须推进人才培养和政策激励同时进行，这样才可以让全科医生学好知识，并留得下来，全心全意为民族地区基层医疗事业服务，造福当地百姓。

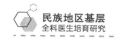

（五）推进民族地区基层卫生资源统筹配置改革，确保民族地区全科医生的培养质量和稳定性

1.以均衡配置为导向，遵循保障与激励并重的原则，全方位培养全科医生，把学历与工资、晋升挂钩，建立起与当地经济发展水平相适应的绩效工资制度。建立以服务数量、服务质量和群众满意度为核心的绩效考核体系，形成比较合理的内部分配机制，充分调动民族地区基层卫生人员的积极性，为民族地区基层吸引更多全科医生，增强民族地区基层医疗卫生机构活力，提高民族地区医疗服务水平。

2.转变民族地区基层社区卫生服务模式，提高民族地区基层卫生服务效率，完善社区责任医生工作规范，推行网格化管理、巡回式服务，形成主动、连续、综合、有效的服务机制，逐步建立居民健康"守门人"制度。筑牢民族地区基层卫生服务"网底"，提高民族基层卫生服务效率，可以让医护人员有时间去参加学习培训，为成为全科医生奠定基础。控制县级以上城市医院普通门诊开设规模，引导一般诊疗服务下沉民族地区基层社区，提高城乡居民社区门诊就诊比例，完善首诊和小病在社区、大病到医院、康复回社区的医疗服务格局，以此保障民族地区医疗机构的病源和创收，从而为民族地区全科医生的培养奠定一定的经济基础，也为民族地区全科医生的增加和稳定奠定基础。建立县、乡、村三级之间医疗卫生资源合理流动、优化配置和合作共享的新机制，形成县乡联动、乡村一体的民族地区基层卫生服务新模式。完善城市医院对口支援民族地区基层医疗卫生工作制度，明确县及县以上公立医院的医疗技术指导职能，形成联系紧密、分工明晰、帮扶有力的垂直医疗技术指导体系。逐级带动和提升医疗卫生服务能力，建立和推广社区首诊与双向转诊制度，这样为促进民族地区基层全科医生的培养提供了可行的政策扶持和必要的经济基础。

（六）制定民族地区基层全科医生培养方案，确保学好民族地区基层全科医生之知

1.依据国家政策的指导，根据民族地区的地区特点和民族地区基层卫生人才培养现状，构建符合民族地区基层医疗卫生发展的全科医生培养体系，主要包括五点。

（1）免费定向全科医学学历教育培养体系。在现已开始招生的3年制临床医学专业全科医学方向免费定向生培养基础上，根据民族地区基层卫生工作的特点，着力推荐5年制本科临床医学全科医学方向定向生培养的体系构建。对3年制实行1年半基础课程教学在学校，1年半临床教学在基础临床教学基地的模式；对5年制本科实行"3+2"模式（3年基础课程的学习和2年临床教学基地实习）。对课程体系和教学内容进行改革，主要包括优化课程结构，加强全科医学、预防医学和中医学的学习；加强师资队伍建设，聘请一批具有民族地区基层工作经验、副高以上职称的卫生人员作为兼职教师；加强实践能力的培养，增加临床基地实习时间，重点培养应用技能。

（2）成人医学教育培养体系。对现有民族地区基层卫生人员进行培养。对于现有的中专学历的医护人员利用成人教育的政策，每年从民族地区基层招收，进行成人全科医学教育的培养。成人全科医学教育在充分利用高等医学院校师资力量的基础上，吸纳有民族地区基层工作经验且有一定的职称和学历的医生作为全科医学教育的教师。教学内容以实用性为原则，并进行定期考核。学习结束，考核合格，颁发具有全科医生执业资格的证书，作为上岗资格；不合格者，需进行再次培训，直到合格才能上岗。

（3）完善民族地区基层全科医生继续教育培养体系。开展在岗人员的全科医师岗位培训与规范化培训。定期组织全科医学学科继续教育项目，应用多种形式，如培训班、网络远程教育、现场实践培训等，对农村卫生人员进

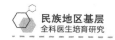
行培训;定期对民族地区社区卫生服务中心(站)、乡镇卫生院和村卫生室在岗卫生人员进行全员岗位培训,培训内容以全科医学为主,同时加强预防医学和中医学内容的学习。

(4)加强民族地区全科医学规范化培养基地建设与医疗机构合作。由卫生行政机构进行组织,每年招收一定数量本科医学毕业生进行全科方向的住院医师规范化培训。规范化培训的时间为3年,前2年可以在相关大学的大学附属医院、辖区内各县级市人民医院进行通科系统培训,第三年在民族地区基层实践基地进行服务锻炼。培训期间组织全国统一的执业医师资格考试,按照卫生部统一规定的考核方法进行考核,考数量和质量,做到真正提高民族地区全科医生之医术,更好地为老百姓服务。

(5)民族地区基层卫生人才临床教学基地建设。以县级市人民医院为龙头,构建由中医院、社区卫生服务中心(民族地区基层卫生院)和疾病控制中心组成的临床教育基地体系1~2个。争取地方政府经费投入,医院提供硬件条件和教学生活场所(100人/年),进行包括实践(实习)生建设、师资队伍建设、教研室建设和教学管理建设等。

2.我国民族地区基层医生为民族地区基层的医疗卫生事业作出了巨大的贡献。尤其在民族地区交通不便利的时候,民族地区基层的医生为民族地区基层缓解了看病难、看病贵的问题,不仅缓解了民族地区基层人们看病的资金问题,还为很多人减少了病痛,甚至是挽救了生命。但是当前的民族地区基层面临着两大问题,一是全科医生数量相对偏少,二是全科医生的知识还有待于加强,有些医院的医疗技术也并不先进,且很多基层医生能够诊治的病症有限。

目前,民族地区基层普通医生已经无法解决人们看病的需要了,再加上医疗条件有限,医疗设备不全面,医生能看的病状寥寥无几,在这种情况下,应当加大民族地区基层全科医生的培养制度,学好民族地区基层全科医生之知,以确保民族地区基层的医疗水平。那么,如何学好民族地区基层全科医生之知呢?

(1)立足实际,专科变全科。民族地区基层医生的医术不需要像医院中专科医生那样精通,但是要保证所有的病症都有所了解,能够进行简单的医治,这就要求民族地区基层医生对所有的医科都有所掌握。说起来容易做起来难,医科相应的专业和分支太多,要想对所有的医科都精通是不可能的事情,即便是有所了解也是非常困难的,但是民族地区基层的医疗条件和情况决定了民族地区基层医生必须要立足实际,从专科医生变为全科医生,学好全科知识。民族地区基层医生最大的特点就是相对学历低、技术水平有限,即便有医术高超的基层医生也都是根据常年的工作累积出的经验,但是大多数的民族地区基层医生都已经无法满足当前的医疗需求,最好的办法就是加强农村医生的医疗知识和医疗技术,让他们成为全科医生,能够为当地老百姓服务,可以切实解决民族地区基层医疗问题。民族地区基层的医生进入相应的专业性学校学习是不太可能实现的,无论是时间还是精力都无法实现。但是我国的成人教育却可以满足民族地区基层医生培养的机制。成人教育的内容全面,能够使基层医生对常见的各科疾病都有所了解,而且成人教育的上课时间和地点相对自由,可以满足民族地区基层医生的要求,能够改善技术问题还不存在时间地点的限制,为民族地区基层普通医生转变为全科医生提供了学习的便利,当地政府应该给予相应的支持和鼓励,并出台相关政策予以保障,形成一种相对稳定的民族地区基层全科医生的培养机制。

(2)民族地区基层可以通过高职教育培养全科医生。相对于正规学校在学习的过程中"重知识,轻实践"的现象,高职教育正好与之相反,在高职

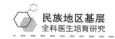

教育中注重的是实践，学校的学生可以在有限的时间内掌握更多的实践技术，在实际应用中有所保障，所以通过高职教育进行医生培养也是一个不错的选择。目前也有很多高职院校开设了相应的医科专业，但是这些学生在毕业之后由于本身学历的限制很难从事相应的专业，在将来的就业选择上也是一个难题。虽然他们的技术在医院中可能是不够用，但是高职中重实践的教育方式却非常适合在民族地区基层做全科医生。民族地区基层医生本身不需要多么渊博的专业知识，但是要拥有全面的技术和足够的实践技能，高职院校的学生完全符合这样的要求。在目前已有相应专业的院校加强学生的培训，保证学生的实践技能和全科知识的学习，在将来是可以完全胜任民族地区基层医生的，因此，当前国家可以通过高职院校加强民族地区基层医生的培养，这也是学好民族地区基层全科医生之知的一条重要可行的途径。

（3）定期培训，保证技术。对于民族地区基层医生可以进行定期培训，保证民族地区基层医生的技术和相应知识不落后，并且保障民族地区基层医生能够掌握比较全面的医学知识，逐渐成为全科医生，为民族地区基层的医疗事业服务。在当今飞速发展的社会中，医学的发展速度不亚于任何一种技术，但是在民族地区基层的医生没有相应的机会进行技术的改进，也没有办法对高科技有所了解，这样的情况下，很多诊治就无法给予相应的建议。对民族地区基层医生进行定期培训保证技术的同时，还可以增强其当前医学的发展知识，保证民族地区基层的医生也可以对当前科技的发展有相应的了解，不至于在思想和技术上落后，尽力成为全科医生。这样也可以促使民族地区基层医生不断地完善自身医术，立志成为全科医生，面对一些自己无法解决的病症时，可以给予病人正确的有价值的建议和治疗。

（4）强化民族地区基层全科医生的医德建设，加强法律教育。作为一名医生最重要的就是医德,医生的医德和医术相比,同等重要。一个医生如果医德存在问题,无论技术有多高明,都不会成为令人尊敬的医生。具有医德的好医生才适合做民族地区基层全科医生,民族地区基层医生的工作烦琐且麻烦,很多老人年龄大了,可能听力和吐字都不是很清楚,这个时候医生的医德就决定了老人就医的情况,所以,民族地区基层医生的医德就是民族地区基层老百姓就医的保障,同时加强相应的法律教育也是必须的。熟悉各项法律、法规,依照法律治病救人,这是一个好医生必须具备的素质。无论是医生的医德还是相应的法律知识都是考验医生的标准,所以应当将这两项内容进行考核。在以后的医学教育中也要加入医德和法律知识的学习,保证在踏入社会成为民族地区基层的医生后可以全心全意为人民服务。总之,虽然民族地区基层全科医生目前在不断增加,民族地区基层医疗事业也在不断完善,但是依旧存在相对数量偏少,医生医术不够好,基层老百姓看病难等现象。由于民族地区基层有其独特的特点,很多时候,民族地区基层全科医生的急救处理可以挽救人的生命就显得尤为重要,哪怕现在的交通再发达也无法与时间相比较,民族地区全科医生可以在出事的情况下迅速赶到病人身边,为病人进行急救处理,这是无论交通如何发达都做不到的事情。因此,民族地区基层全科医生的建设对于民族地区基层的就医问题是非常重要的,民族地区基层全科医生数量的增加,民族地区基层全科医生对医学知识的掌握、医术的提高,对民族地区基层的医疗事业乃至经济的发展都起着至关重要的作用,对于我国实现全民小康、共同富裕也起着很好的推动作用。随着社会的发展、时代的进步,应当不断地加强民族地区基层全科医生的建设机制和培养机制,壮大民族地区基层全科医生队伍的同时,加强民族地区基层全科医生的培养,以保证民族地区基层全科医生的质量。

总而言之,民族地区基层全科医生数量少、下沉难、留不住,是民族地区

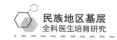

基层医疗机构发展的最大瓶颈，也是当前我国医药卫生体制改革的一大痛点 。如何破解民族地区基层全科医生下沉难、能力不足等问题，有效推动国家分级诊疗制度的落地，有效加强民族地区基层医疗事业的发展和民族地区基层全科医生的建设，成为目前研究的热点，也成为国家发展中关注的重点之一。那么，加强民族地区基层全科医生队伍的建设，加强民族地区全科医生的培养，补足民族地区基层全科医生之钙，学好民族地区基层全科医生之知，成为民族地区基层建设全科医生队伍和全科医生培养的重要途径。

第三节　强化民族地区基层全科医生之能

一、强化民族地区基层全科医生的能力的重要性

我国民族地区的经济文化相对落后，民族地区基层的医疗技术水平相对较低，许多地方甚至没有条件培养全科医生。因此，要加强政府投入，调整医疗卫生资源分配结构，为民族地区基层培养大批"下得去、留得住、用得上、干得好"的合格全科医生。

（一）民族地区基层的全科医生必须具有综合的技术能力，才能服务到真正需要的人群

全科医学是一个面向基层，整合临床、预防、康复及相关人文科学内容于一体的综合性医学专业学科，涵盖了人们的各个年龄段、各种性别、各个器官系统的各类疾病。全科医生，又称家庭医师或者家庭医生，执行全科医疗的卫生服务，是健康管理服务的主要提供者，一般是以门诊形式处理常见病、多发病及一般急症的多面手。

我国是一个有 14 亿多人口的发展中国家。［2020 年 1 月 17 日，国家统

计局发布数据显示,2019年年末,中国内地总人口(包括31个省、自治区、直辖市和中国人民解放军现役军人,不包括香港、澳门特别行政区和台湾省以及海外华侨人数)140005万人,比上年年末增加467万人。]随着经济发展和人民生活水平的提高,城乡居民对提高健康水平的要求越来越高;同时,工业化、城镇化和生态环境变化带来的影响健康的因素越来越多,人口老龄化和疾病谱变化也对医疗卫生服务提出新要求。加强基层医疗卫生工作是医药卫生事业改革发展的重点,是提高基本医疗卫生服务的公平性、可及性的基本途径;医疗卫生人才是决定基层医疗卫生服务水平的关键。多年来,我国基层医疗卫生人才队伍建设相对滞后,合格的全科医生数量严重不足,制约了基层医疗卫生服务水平的提高。建立全科医生制度,为基层培养大批"下得去、留得住、用得上、干得好"的合格全科医生,是提高基层医疗卫生服务水平的客观要求和必由之路。

根据基层医疗卫生服务"预防、保健、诊断、治疗、康复、健康管理"六位一体的服务要求,需要大批面向基层、服务基层的"下得去、留得住、用得上、干得好"的全科医生,尤其民族地区基层特别需要这样的全科医生。民族地区基层全科医生必须具有相应的能力,才能承担起自己应尽的职责。

(二)民族地区基层全科医生的能力不足,无法满足民族地区基层居民的健康需求

我国民族地区是指以少数民族为主聚集生活的地区。我国的少数民族主要分布在西部、北部等边疆地区。由于农村医疗卫生改革与农村经济体制改革不配套,医疗卫生政策宏观向大中城市倾斜;少数民族地区经济相对落后,医生的待遇偏低,引进不了人才,来了也留不住。我国民族地区基层骨干医生奇缺,医疗设备陈旧老化,医疗危房面积大,医疗经费严重短缺,医疗网络残缺不全;医生队伍数量明显不足、素质不高;医生普遍存在学历低、

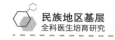

职称低和能力低的状况。

民族地区基层全科医生在服务内容上,当前基本上只停留在常见病诊治这一项内容。条件较好的地区有预防接种和健康知识宣传,但是大部分地区还是很少有的,因此服务内容单一的问题明显存在。服务内容方面的缺失直接影响到对民族地区基层居民健康维护的效果,导致效果欠佳。从一些调查中可以看出,绝大多数人选择去村卫生室就医都是由于便利性和费用低。从医生访谈中也可以得出,普遍的学历和职称都较低,年龄偏大,能提供的也都是基本常见病的诊治,复杂一些的病症就要建议去大医院就医。

由此可见,当前,民族地区基层医疗卫生服务人员在服务内容方面,客观上还是存在很大的不足。只有基本的常见病诊疗肯定是不够的,缺少多方面的服务内容致使民族地区基层居民的整体健康维护和促进成为无法实现的目标。较低的综合诊疗能力和单一的服务内容无法保障民族地区基层居民的健康,这些都在制约着民族地区基层医疗卫生服务的改善。

二、民族地区基层全科医生需要强化的能力

民族地区基层的全科医生同其他地区的全科医生一样,需要强化的能力包括:疾病和疾患的诊断处理能力、处理心理和行为问题的能力、处理家庭问题的能力、社区工作能力、合作精神和领导管理能力、社区健康教育能力、自我发展和继续医学教育能力。民族地区基层的全科医生尤其需要强化这些能力:医患沟通能力、临床实践能力、慢性病管理和预防宣教能力。

(一)疾病和疾患的诊断处理能力

疾病和疾患的诊断处理能力具体有如下内容。

1.能快速诊断和处理社区各科急症。如正确判断病人的病情,稳定病

人病情,以便做进一步处理。

2.能诊断和治疗社区常见病、多发病。对于慢性疾病,全科医生能根据生理、心理和社会因素,以及病人家庭和社区环境,制订全面的连续性治疗方案,并对方案定期评估,必要时进行修订。

3.掌握临床常规辅助诊断方法。如三大常规、X线、心电图等。

4.掌握临床常用诊疗操作技术。如洗胃、胸穿、腹穿等。

5.正确把握会诊、转诊时机的能力。这一点非常重要,民族地区基层全科医生是第一线的社区医生,对病人的急症初步处理后,就要考虑是否请专科医生会诊或转送医院住院治疗。对慢性病人,在治疗中遇到专科性问题,也需要专科医生帮助。转诊时机的掌握一定要准确、及时,没有必要的转诊只会加重病人的负担和压力,延误转诊又会耽误病人的病情。

(二)处理心理和行为问题的能力

处理心理和行为问题的能力具体包括:能了解从儿童到老年各年龄段的心理特点,正确评价和处理各种心理和行为问题,帮助服务对象渡过心理难关,保持健康的心理状态,养成良好的行为习惯,摒弃不健康的行为,如吸烟、酗酒、药物成瘾等。

(三)处理家庭问题的能力

处理家庭问题的能力具体包括:能熟练地评价家庭的结构、功能、生活周期和资源状况,善于处理家庭生活周期各阶段常见的心理、社会和家庭生活问题;充分利用家庭内和家庭外的资源处理家庭问题;对有临终病人的家庭要在医疗、情感、家庭生活等方面予以特别关心和照顾;夫妻关系问题、子女教育问题和老人赡养问题是自始至终贯穿于家庭的核心问题,全科医生要具有处理这些问题的能力。帮助家庭处理不可预见的突发事件和家庭成

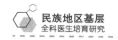

员意外死亡、离婚、失业、患严重疾病等问题。

（四）社区工作能力

社区工作能力具体包括：能全面评价社区卫生状况，制订和实施社区卫生规划；能对流行病、传染病、地方病和慢性病进行有效的监测和控制；能进行初级卫生保健的组织和实施工作，如营养与安全饮用水、计划生育、预防接种、环境卫生等。

（五）合作精神和领导管理能力

合作精神和领导管理能力具体包括：民族地区基层全科医生能与社区其他卫生和政府部门保持良好的合作关系，并充分利用这些资源为病人服务；具有很好的合作精神，和同事保持融洽的工作关系；了解本地区卫生资源状况并参与管理工作；能组织和开展社区调查，协调政府部门落实各项卫生改革措施；能清晰全面地做好病历记录，有效地使用和管理健康档案。

（六）社区健康教育能力

社区健康教育能力具体包括：民族地区基层全科医生能充分利用其工作在社区、贴近社区居民的独特优势，开展个人、家庭和社区人群三个层面上的健康教育工作，将良好的健康观念结合在具体医疗实践中，加强人们的健康意识，使他们认识到什么是有益于健康的行为，什么是不利于健康的行为，以逐渐建立良好的生活方式和行为习惯。

（七）自我发展和继续医学教育能力

自我发展和继续医学教育能力具体包括：民族地区基层全科医生要有现代意识和观念，懂得在社会主义市场经济的竞争中求发展。要了解卫生经济学、市场经济学的有关知识，熟悉政府卫生方面的法律、法规。具有较强的自学能力，能利用多种渠道不断提高自己的业务水平，更新自己的观念,学习新的医学知识和诊疗手段,使自己永远与时代合拍。民族地区基层全科医生至少要精通一门外语,能熟练地查阅文献资料,开展相关的科研工作,特别是利用流行病学方法开展社区相关问题的科研工作,也要有能力从事教学工作。民族地区基层全科医生要热爱自己所从事的事业,并保持持久的兴趣和热情,不断完善自己的人格,增强迎接各种挑战和战胜各种困难的能力。

(八)医患沟通能力

医患沟通就是指医务人员将特殊意义的信息通过语言、行为、相关环境传递给患者,这种特殊意义的信息既包括疾病的诊疗信息,还涵盖了与之相关的价值观、伦理观、经济利益、法律法规、文化习俗、情感意志等。

1989年世界医学教育联合会著名的《福冈宣言》指出:"所有医务人员,必须学会交流和处理人际关系的技能,缺乏共鸣(沟通)应被看作与技术不够一样,是无能力的表现。"它要求医务人员在整个医疗过程中充分考虑到患者的愿望、实际经济情况,与家属进行认真的沟通,给患者或家属更多的决定权,以达到最佳的医疗效果。在与患者沟通过程中,医生起着关键的作用。由于基层缺乏先进的仪器、优秀的人才,现有设施陈旧、检查手段落后,误诊、漏诊情况较多,更容易产生医患纠纷。而良好的医患沟通能力对基层医疗事故的防范处理、减少医疗纠纷显得尤为重要。因此,加强民族地区基层全科医生的医患沟通能力培养,丰富医患沟通培训内容和形式,在诊疗过程中,耐心倾听并与社区朋友建立友好关系,之后再谈论病情,有利于医患之间开展诊疗工作;接待患者时面带微笑,用真诚的目光交流,在诊疗过程中举止大方、手足轻柔,得到患者的信任和尊重,对良好的医患沟通起着积极作用;民族地区基层全科医生应该换位思考,假如患者是你自己的亲戚、朋友,你该如何处理?避免用刺激性语言或难于理解的专业术语与患者或

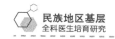
家属进行交流；一切"以病人为中心"，根据病人的具体情况（病情、身体状况、经济能力等）制定恰当的诊疗措施，取得患者及家属的理解，使诊疗措施得以顺利实施，使患者得到最大的实惠。

（九）临床实践能力

全科医生是通科医生的升华，必须具备深厚、扎实、全面的医学理论基础，较强的临床实践能力，还应该掌握社会医学、预防医学、流行病学、行为医学等知识，知识和技能重在广博，兼顾深度。临床技能是民族地区基层全科医生岗位胜任力的核心组成部分，也是民族地区基层全科医生实际工作能力的体现。在临床教学中，要传授和提高他们常见症状鉴别能力、体格检查能力、辅助检查判读能力、医疗文件书写能力、基本操作能力、常见疾病诊断处理能力、危重患者抢救能力。病历是具有法律作用的医疗文书，书写病历是每位医生应该具备的基本能力。病历是正确诊断疾病和决定治疗方案的重要依据，是衡量医疗质量的客观资料，是进行科研和教学的重要素材，是病人的健康档案，是国家制定预防保健制度和处理医疗纠纷、进行伤残鉴定的重要依据。因此，写好病历是对医生的基本要求。仔细询问病史，进行全面的体格检查，有助于医生获得更多疾病的诊断线索。随着科技水平的不断提高，更多先进的诊断仪器应用于诊断，临床诊断水平明显提高，以前的一些疑难疾病得以迅速诊断，但带来的负面影响是忽视了对医生临床思维能力的培养。很多医生完全依赖诊断仪器检查，不重视"三基"（基本知识、基本理论、基本技能）训练，导致临床思维能力下降，表现为临床思维片面化、表面化和简单化，往往会造成误诊、漏诊或浪费大量医学资源。比如，某医院某位医生在一次查房中听诊一位患者心脏有杂音，超声心动检查结果却正常。主任查房时认为该患者确实有心脏杂音，预约一位资深的超声科专家再次做超声检查，报告为房间隔缺损，后进行手术治疗予以证实。如果没有过硬的体格检查本领,不可能给该患者做心动超声,或仅依赖于检查结果,就会造成漏诊或误诊。另有一位患者,主诉"头疼、发热",收到某科,行腰椎穿刺检查,排除颅内感染性疾病,转诊到另一科,进行了大量的检查,一直未确诊,后转诊某科,某位医生触诊时发现患者左侧锁骨上有一颗大枣大小的淋巴结,质硬、活动度差,经病理检查确诊为恶性肿瘤淋巴结转移。以上两个患者的诊断过程说明:认真仔细询问病史、全面体格检查能给疾病诊断提供重要线索,再有目的地进行相关检查,很多疾病就可以确诊。在全科医生培养过程中,一定要加强基本知识、基本理论、基本技能的培养。作为一名高水平的医生,要结合患者的病史、体检情况等对检查结果进行综合判断,不能完全根据检查结果进行疾病的诊治,因为影响检查结果的因素较多,如仪器性能、实验条件、试剂、医生的水平等,其中医生的水平影响最大。例如,上级医生让某位医生给某某患者行胸腔穿刺,某位医生看了胸部正位片,胸水在左侧胸腔,但 B 超科医生定位在右侧,经过再一次确诊后才进行穿刺。如果不进行认真研究,就有可能铸成大错。再如,有一位重症患者,血液检查指标异常(实习医生做的检验),临床医生根据检查结果给病人做了相关处理,后检验科对标本进行复诊,发现检查指标正常,庆幸的是没有造成严重后果。

(十)慢性病管理和预防宣教能力

健康教育是社区基本公共卫生服务的任务之一,通过有计划、有组织、有系统的健康宣教活动,群众可以了解疾病的预防知识,采取有利于健康的生活方式和饮食习惯,消除或减少患病的危险因素,预防疾病发生,促进人群健康,提高群众的生活质量。民族地区基层全科医生是民族地区基层健康宣教的主要实施者,必须具有较高的健康宣教技能。好的民族地区基层全科医生,应熟悉本社区居民的健康状况,建立并很好地利用健康档案,根

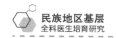
据每个人的不同情况,有目的地进行健康宣教。我国已经进入老龄化社会,老年人具有高患病率、慢性病患者多、多病共存、病情变化快等特点,且很多人行动不便,而大医院人满为患,因此,社区医院是老年患者的首选。民族地区基层全科医生为老年患者建立健康档案,定期进行随访,了解病情变化,并有针对性地进行健康宣教及治疗,使老年人享受方便快捷的医疗服务。要高质量完成这些工作,民族地区基层全科医生必须具备慢性病管理及健康宣教的能力。因此,在培养过程中要有针对性地进行这方面能力的培养。

三、强化民族地区基层全科医生能力的途径和方法

民族地区基层全科医生需要具备的能力是多方面的,然而,现实情况却是,民族地区基层全科医生的能力常常不足,因此,必须采取多种途径和方法来强化民族地区基层全科医生的能力。

（一）提高民族地区基层全科医生的社会认知度

目前,民族地区基层全科医生的社会认知度还不高,民族地区基层大部分社区和乡村居民对全科医生的医疗水准不太信任,认为全科医生缺乏应急处理能力,在管理慢性疾病方面缺少个性化和人性化服务等。民族地区政府和卫生服务机构可运用宣传媒体科学而全面地对全科医疗服务和全科医生角色进行宣传,保持良性的舆论氛围。此外,民族地区基层社区和乡村居民还普遍存在自我健康管理意识不够强的问题,认为生病了才需要去医院。因此,民族地区政府和卫生部门应加强对民族地区基层社区和乡村居民的健康教育,提高居民对全科医生在预防、医疗、保健、康复和健康管理中的重要性的认识。邹嘉瑜等调查研究发现,临床医学本科生对全科医生的认知来源主要为"学校相关课程"和"培训讲座",只有54.0%的学生清楚了

解社区全科医生,而将近一半的学生对于全科医生仍处于不清楚、不了解的阶段;仅有54.3%的学生表示带教教师鼓励他们前往基层就业。可见,不仅全科医生的社会认知度不高,而且医学生对于全科医生和全科医学的了解也不够。因此,高等医学院校在培养医学生的过程中,应加强全科医学理论教育,同时为医学生提供更多"下基层"的机会,促进医学生萌发服务民族地区基层的意愿。

(二)优化民族地区基层农村订单定向医学生的培养方案

为扩大基层卫生人才队伍规模并提高队伍质量,国务院发展改革委等5部门印发了《关于开展农村订单定向医学生免费培养工作的实施意见》(以下简称"订单定向政策"),该政策旨在鼓励更多愿意在乡村地区从事全科医疗工作的学生进入全科医学专业学习。然而该政策的实施成效并不尽如人意。丁楠楠等通过对蚌埠医学院2015届、2016届、2017届的定向毕业生的调查研究发现,"订单定向政策"存在课程设置不够合理、政策认同度不高和规培后意愿履约率明显低于毕业后实际履约率等问题。因此在实际培养工作中,各高等医学院校可以加大"订单定向政策"的宣传力度,力求让考生及其家长充分了解该项政策实施的重要意义;扩大生源,不局限于农村背景的医学生,有意愿服务乡村地区的考生皆可报考;合理设置专业课程,增加乡村地区常见病和多发病基本诊疗技能培养的比例,加强实践教学与技能考核。尤其是要充分利用"订单定向政策",优化民族地区基层农村订单定向医学生的培养方案。

(三)加大对民族地区基层全科医生的扶持力度

目前,影响我国全科医生岗位吸引力的三个主要因素分别是薪酬待遇、晋升机会和培训机会。民族地区基层特别是乡村地区的全科医生因所处医

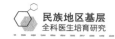
疗单位的地理位置和当地的经济发展水平均不及城镇地区,故而薪酬待遇低,职业晋升和外出培训也更加困难。因此,各级政府应该加大对以民族地区基层乡镇卫生院为主的乡村地区医疗单位的财政刚性投入,提高民族地区基层乡村地区全科医生的经济待遇,还可以设立荣誉奖励机制,如"特殊贡献民族地区基层乡村全科医生";对于愿意前往边远民族地区基层行医的全科医生给予政策倾斜,特别是在个人收入、子女教育和社会配套等方面;督促民族地区基层医疗单位完善考核评价和绩效工资机制,优先向全科医生倾斜,同时强化民族地区基层的基础医疗设备,改善全科医生的工作环境;适当降低在学历和科研等方面的要求,落实优先晋职晋级、评先树优等激励政策,增加职业荣誉感。

(四)增强民族地区基层全科医生的职业认同感

近年来,随着国家对全科医生制度的不断完善,我国民族地区基层卫生服务能力得到有效提升,但是民族地区基层乡村居民对全科医生的认可度和信任度仍然不足。此外,民族地区基层乡村全科医生的文化教育程度以专科为主,其知识水平和专业水平有限,以至于可能出现面对复杂病情时不能及时做出诊断和治疗的现象。这些因素都会在不同程度上影响到民族地区基层乡村全科医生的职业认同感和个人成就感。因此,应当鼓励民族地区基层医疗机构推行社区首诊、双向转诊和家庭医生签约服务等工作,赋予民族地区基层乡村全科医生更多的医疗职责;建立全科医生服务民族地区基层乡村的国家荣誉制度,给予作出突出贡献的民族地区基层乡村全科医生以荣誉表彰;聘请城镇大型医院高年资临床医生到民族地区基层指导全科医生工作,提升全科医生的知识与专业水平,使全科医生能为民族地区基层提供更优质的医疗服务,最终增强全科医生的职业认同感与个人成就感。

（五）合理规划民族地区基层的转岗培训

增加民族地区基层医疗单位转岗培训名额，满足毕业就业人员对参加民族地区基层乡镇卫生院全科医生转岗培训的需求；遴选优秀教师参加全科医生师资培训，以建立一支专业性强且认真负责的全科医学师资队伍；准许学员在培训期间全脱产，降低学员的工作和生活压力；制定统一的工作薪酬政策，保障学员的工资待遇，使学员可以全身心地投入培训之中；建立一套科学合理的考核评价体系，采用多种考核方式对学员的综合素质进行考评，保证转岗培训的实际效果。

（六）设立民族地区基层全科诊所

各级政府可以在民族地区基层相对贫困地区设立全科诊所，同时招聘特岗医生，吸引部分城镇大型医院的中、高端医疗卫生人才到所设立的全科诊所或当地乡镇卫生院服务，所需资金由中央和市级财政共同承担，并适当提高特岗医生的薪酬待遇和相应的社会保险待遇。特岗医生在服务期满后，若选择回到原单位工作，优先考虑其职务晋升和职称评定等。对于愿意留在民族地区基层继续服务的全科医生，可按有关规定正式聘用，将其纳入常设岗位管理，若聘用期间业绩突出，可优先晋升领导岗位。

第四节　锻造民族地区基层全科医生之风

一、锻造民族地区基层全科医生的医德医风的重要性

医学作为一种特殊职业，面对的是有思想、有感情的人类。医生担负着维护和促进人类健康的使命，关系到人的健康利益和生命，而人的健康和生命又是世界万物中最宝贵的。因此，医生在职业活动中，不仅在医疗技术上

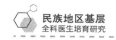
要逐渐达到精良,而且在面对每个患者时还需要有亲切的语言、和蔼的态度、高度的责任感和高尚的医学道德情操,只有这样,才能使自己成为德才兼备的医学人才,担负起"救死扶伤、治病救人"的光荣使命,也才能成为一个受人民群众爱戴的医生。

（一）古今中外的医家都非常重视医生的医德医风

历代医家都认为,道德高尚是医生角色的重要特征,只有品德高尚的人才能做医生。自古以来,重视人的生命是医学界的美德。中国最早的医学典籍《黄帝内经·素问》中就指出:"天覆地载,万物悉备,莫贵于人。"

唐代名医孙思邈在《备急千金要方》中认为:"人命至重,有贵千金,一方济之,德逾于此。"他还指出了"大医精诚"的思想,认为一个好的医生,必须具备两个基本素质:对医术的"精"和对患者的"诚"。只有具备"精"和"诚"两个基本的素质,才能做到"大医精诚",才能成为"仁者",即医术精湛、医德高尚的医家。

我国古代医生择徒甚严,曾明确提出"非其人勿教"。

晋代杨泉指出:"夫医者,非仁爱之士不可托也,非聪明理达不可任也,非廉洁淳良不可信也。"

在西方,则有学医期满,按希波克拉底誓言宣誓的传统。

医生角色在人们心目中的地位是与医生良好的职业道德直接相关的。林巧稚、赵雪芳、王忠诚、吴登云等具有崇高道德境界的医生既是广大医务工作者的代表,也是广大医务工作者的榜样。

（二）医德医风教育是民族地区基层全科医生综合素质培养的需要

高等医学教育的总体目标中对医生的要求是具有良好思想品德和职业道德、较广泛的社会科学知识、较宽厚的医学基础理论、较熟练的专业实践技能和解决医学实际问题的能力。医乃仁术,无德不医。医德医风教育要力求将医学生培养成"医心慈、医风正、医貌端、医术精"的合格医生。古人有训:"德不近佛者不可以为医,才不近仙者不可以为医。"救死扶伤、治病救人,需要的不仅是高超的医学专业知识,尤为重要的是高尚的医德医风。这种医德医风是一种强烈的责任感,可以使民族地区基层全科医生在繁重的工作、复杂的社会环境、难以拒绝的利益诱惑面前牢记医务工作的神圣性,树立正确的人生观、价值观和利益观。

（三）医德医风教育是提高民族地区基层居民对全科医生的服务态度和医疗技术水平满意率的有效途径

随着人们生活水平的日益提高,特别是人们的健康意识不断增强,社会对医疗服务的需求越来越大,要求也越来越高。而医护人员整天忙于专业技术业务,忽视了对服务质量和医德医风的重视。据调查,目前社会对医护人员的服务态度和医疗技术水平满意率分别只有81%和76%,局部地区不满意率分别高达23%和27%。众多医疗机构由于盲目强调经济效益,弱化了社会效益,忽略了医德医风的教育。这些问题充分说明加强医德医风教育已刻不容缓、迫在眉睫。医德医风教育是提高民族地区基层居民对全科医生的服务态度和医疗技术水平满意率的有效途径。

（四）医德医风教育是促进民族地区基层医学发展的不竭动力

中外先贤的著作（如孙思邈的《大医精诚》、希波克拉底誓言等）都强调了医德医风的重要性。"医圣"张仲景、"外科鼻祖"华佗、"一代药王"孙思邈、"免疫学之父"琴纳、遗传学家缪勒,他们不但拥有高超的医术,而且具有高尚的医德医风。这种医德医风,使得他们面对荣誉成就时,不会自满和固步自封,而是更加投入到对医学的钻研之中;这种医德医风,使得他们矢志

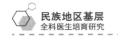
为解除病人之疾苦而不懈努力。具备这种热爱医学、对医术精益求精、对医学事业无私奉献的精神,才能攻克更多的医学难题,在提高医学科研水平上取得更大的成就。医德医风教育就是培养医学生这种热爱医学、对医学精益求精、无私奉献的高尚品格的不竭动力。

(五)医德医风教育是改善当前民族地区基层医疗行业不正之风的重要手段

当前,我国民族地区基层医疗行业存在着令人担忧的不正之风,出现了收取药品器械回扣、索取红包、乱开处方提成、巧立名目收费甚至丢弃病人的现象,其实质是现代医药市场、医疗机构的乱序、黑暗及医务人员的职业道德的沦丧。这些问题如果任其发展下去,不仅损害民族地区基层广大人民群众的利益,也必将影响民族地区基层卫生事业的长久发展。医学院的学生在校经过医德医风萌芽期、医德医风成长期、医德医风社会化期后进入社会,到医院从事具体的临床工作,接受良好的医德医风教育对其成为一名德术双馨的好医生起着关键性的作用。而加强医德医风教育,首要的是在医学院校对未来的医疗行业从业者开展医德医风教育。正本溯源,医学生在校期间良好的医德医风教育必将在其未来的工作中发挥有效的约束作用,因此,加强医学生医德医风教育是改善当前民族地区基层医疗行业不正之风的重要手段之一。

(六)医德医风教育是构建民族地区基层和谐的医患关系、构建民族地区基层和谐社会的重要途径

我国古代医家就有"医乃仁术"之说。近年来,随着医疗改革的不断深入,许多医院重视经济效益,轻视行业行规的建设。这种行业提升时的疏忽带来的后果日益严重,表现最为突出的是医患关系持续恶化。造成这些后

果的原因是多方面的,如医疗体制改革不够深入,不能适应患者的不同需求;医院过分片面追求经济效益和经济指标,经常安排业务讲座而很少安排医德医风教育方面的专题;医务人员的自我价值观念发生扭曲,不再以病人为中心;医院管理工作跟不上时代的步伐,不能从现代管理学角度规范医务行为,在医院管理工作中可能过多地考核经济指标;在医学新领域里,权力制约机制未及时建立,监督制度建设滞后,出现体制、管理上的漏洞。最重要的原因是部分医务工作者职业道德水平低下,使患者对医疗机构、医务工作者失去信任,造成医患关系紧张,医患矛盾频发。不断加强对医学生职业道德的培养,树立良好的医德医风,是医德医风建设的根本所在。

二、民族地区基层全科医生需要锻造的医德医风

民族地区基层全科医生要牢固树立生命第一、患者至上的人道主义精神;要坚守职业理想、恪守职业准则;以关爱之心维护病人合法权益;要维护职业尊严,坚持廉洁行医,自觉做到公平、公正使用医疗资源,绝不谋求任何不当利益。

民族地区基层全科医生要永远秉持精益求精、不断创新的科学精神;要努力追赶前沿,勇攀医学高峰,创造属于中国的医学理论和科学技术;要不断钻研医术、提高专业技能,为人民群众提供更高水平、更加满意的卫生与健康服务;要甘当人梯、提携后人,帮助医学生健康成长。

民族地区基层全科医生要不断提升人文素养,树立敬业精业的好形象。人文精神是医学的灵魂,民族地区基层全科医生要热心社会公益,积极参加医疗扶贫等爱心行动;要勇于负责,在重大突发公共卫生事件和执行艰难险重任务中勇挑重担。

"敬佑生命、救死扶伤、甘于奉献、大爱无疆"的精神,是习近平总书记对革命、建设、改革不同历史时期医疗卫生职业精神的科学概括和总结。民族

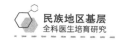

地区基层全科医生大力弘扬这种伟大精神,就要发扬临危不惧、义无反顾、勇往直前、舍己救人的光荣传统,做人民放心的健康卫士。

民族地区基层全科医生要认真学习贯彻新时代中国特色社会主义理论和党的十九大精神,自觉践行社会主义核心价值观,坚持全心全意为人民健康服务的宗旨,努力服务健康中国战略,不断为增进人民健康水平作出新的贡献。

三、锻造民族地区基层全科医生的医德医风的途径和方法

医生是救死扶伤的代名词,是一项能够给病人创造第二次生命奇迹的职业,因此,医德医风对于一个医生来讲是极为重要的。专业能力不足可以靠后天培养,但如果医德败坏,即使医术再高明,也不能成为一名合格的医生。为了传播良好的医德医风,必须采取多种途径和方法来锻造民族地区基层全科医生的医德医风。

(一)适时改进教育方式,加强民族地区基层全科医生的思想政治工作

为了确保思想政治工作的有效持续开展,民族地区基层医疗卫生行业要建立良好的工作机制,使其真正成为医德医风建设的有力工具。首先,创新是民族地区基层医疗卫生行业思想政治工作在新形势下生存与发展的重中之重。随着民族地区基层医疗卫生行业改革的不断深化,医疗卫生行业思想政治工作必须适应变化的新情况。在思路上,由被动型向主动型转变,加强与全科医生的沟通和交流,做到以情感人、以理服人,让全科医生产生信任感和亲切感;要坚决做到让思想政治工作进社区、进基层,及时把握全科医生的思想政治动态,针对全科医生中出现的思想问题有的放矢、对症下药,引导全科医生做好本职工作。其次,当前党的思想政治工作面临的形势更为复杂、工作更为艰巨,在解决问题时,政工人员要提高工作效率,以平等

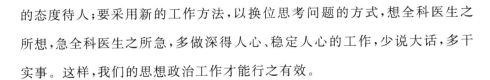

的态度待人；要采用新的工作方法，以换位思考问题的方式，想全科医生之所想，急全科医生之所急，多做深得人心、稳定人心的工作，少说大话，多干实事。这样，我们的思想政治工作才能行之有效。

（二）加强对新上岗的民族地区基层全科医生的岗前教育

要十分重视新上岗的民族地区基层全科医生的岗前教育，把医德教育作为岗前教育的重要内容，让新一代全科医生树立医德信念，培养医德情感，锻炼医德意志，促进他们正确的人生观、理想、纪律和高尚医德情操的形成。在岗前教育中，要把发生在各省市、各级医院医德医风的相关案例进行分析，让他们懂得医德医风的优劣直接关系到患者的生死存亡，时间对患者来说是金钱、是生命。要在民族地区基层医疗卫生行业树立爱岗敬业、恪尽职守、有良好医德医风的正面典型，要求新进全科医生以他们为榜样，向他们看齐，树立使命感和光荣感。弘扬白求恩精神"一切为了患者，一切方便患者，一切服务于患者。"将白求恩对待同志极端热情和对工作极端负责任的精神贯彻落实到具体的医疗实践中，融汇渗透在"一切以病人为中心"的医疗卫生行业管理理念中；弘扬白求恩同志"毫不利己、专门利人"的无私奉献精神，并体现在民族地区基层医疗卫生行业的医德医风建设中，使全科医生在工作中一丝不苟，严守操作规程，弘扬正气，树立行业新风尚。

（三）实现民族地区基层全科医生医德医风教育的制度化

狠抓民族地区基层医疗卫生行业医德医风建设，成立医德医风领导小组，编制文明用语手册，制定并完善医德医风建设责任制、医德医风教育制度、全科医生行为规范、药品动态监测和合理用药检查通报制度、合理收费制度、医患沟通制度、患者满意度调查方案、患者座谈会制度、医疗卫生行业投诉处理制度、举报奖励制度、医德医风考核奖惩办法等，以完善的制度加

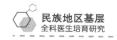
强内部约束机制,促进医德医风建设的规范化管理,切实做到医德医风建设管理有章可循、按章办事。为了使民族地区基层全科医生树立"救死扶伤、防病治病、全心全意为人民服务"的良好医疗作风和医疗道德,坚持经常性的医德医风教育,某民族地区基层医疗卫生行业从 2015 年开始,坚持每月发放医德医风的学习资料,要求各社区卫生室组织学习和讨论,月底进行检查,年终进行评比,评选出医德医风先进个人和医德医风优胜卫生室,从而使医德医风教育制度化、规范化。

(四)实施民族地区基层医疗卫生行业内外监督机制

首先,完善内部监督机制。必须完善内部监督机制,有效地避免弄虚作假问题的发生,认真研究分析出现服务缺陷的情况和原因。医德医风问题具有反复性和隐蔽性,因此只有经常监督,才能及时发现、及时解决。制定投诉处理制度,建立通畅的医德医风投诉管理流程,深入民族地区基层进行患者满意度调查,对治愈的患者随机抽样调查,进行满意度回访;推行民族地区基层医疗服务公开,诊疗服务价格公开、通过公示牌、电子显示屏等渠道,公开医疗服务相关信息。其次,强化外部监督机制。民族地区基层医疗卫生行业服务是针对广大人民群众的,因此决定了医德医风建设的开放性,医德医风建设的优劣最终要由广大人民群众来裁决,并取得整个社会的认可。外部监督可采取电话随访、发信征询、接待投诉等方式;郑重向社会公示服务承诺,并公布有关医德医风的监督电话;聘请社会监督员以体验诊疗服务、明察暗访、调研等多种渠道发现问题、听取意见;强化监督,抓好信息反馈,找准问题,解决问题,形成有效的监督体系,既能规范行为,又能提高效率和效益。通过实施内外监督机制,可抵制民族地区基层医疗卫生行业的不正之风,从而把医德医风建设向前推进。

（五）建立合理的民族地区基层全科医生奖惩机制

马克思说"道德的基础是人类精神的自律"[①]，而法律和纪律是人类精神的他律。科学合理的奖惩就是民族地区基层医疗卫生行业管理不可缺少的他律手段，民族地区基层医疗卫生行业管理者在强调道德规范的同时，更应制订严谨、合理的奖惩制度。结合民族地区基层医疗卫生行业各项改革措施和行风建设有关要求，制定合理的、有效的、科学的医德医风考核办法及奖惩措施，对全科医生进行量化测评，考评结果与其晋职、晋升、评先、评优考核挂钩；建立弘扬正气的激励机制，调动全科医生全心全意为病人服务的热情，以增强民族地区基层全科医生加强行风建设的使命感和责任感，自觉规范从业行为。某民族地区基层医疗卫生行业的奖惩制度从简单、粗糙走向严谨、全面，充分调动了全科医生的工作热情，对提高全科医生的素质、发挥民族地区基层医疗卫生行业潜力、规范民族地区基层医疗卫生行业工作、促进民族地区基层医疗卫生行业发展起到了积极的作用。

【补充资料】

中华人民共和国医务人员医德规范及实施办法

（1992 年 10 月 14 日国务院第 106 号令发布并施行）

第一条　为加强卫生系统社会主义精神文明建设，提高医务人员的职业道德素质，改善和提高医疗服务质量，全心全意为人民服务，特制定医德

[①]　马克思.评普鲁士最近的书报检查令[J].1842.

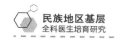
规范及实施办法(以下简称"医德规范")。

第二条 医德,即医务人员的职业道德,是医务人员应具备的思想品质,是医务人员与病人、社会以及医务人员之间关系的总和。医德规范是指导医务人员进行医疗活动的思想和行为准则。

第三条 医德规范如下:

(一)救死扶伤,实行社会主义的人道主义。时刻为病人着想,千方百计为病人解除病痛。

(二)尊重病人的人格与权利。对待病人,不分民族、性别、职业、地位、财产状况,都应一视同仁。

(三)文明礼貌服务。举止端庄,语言文明,态度和蔼,同情、关心和体贴病人。

(四)廉洁奉公。自觉遵纪守法,不以医谋私。

(五)为病人保守医密。实行保护性医疗,不泄露病人隐私与秘密。

(六)互学互尊,团结协作。正确处理同行同事间关系。

(七)严谨求实,奋发进取,钻研医术,精益求精。不断更新知识,提高技术水平。

第四条 为使本规范切实得到贯彻落实,必须坚持进行医德教育,加强医德医风建设,认真进行医德考核与评价。

第五条 各医疗单位都必须把医德教育和医德医风建设作为目标管理的重要内容,作为衡量和评价一个单位工作好坏的重要标准。

第六条 医德教育应以正面教育为主,理论联系实际,注重实效,长期坚持不懈。要实行医院新成员的上岗前教育,使之形成制度。未经上岗前培训不得上岗。

第七条 各医疗单位都应建立医德考核与评价制度,制定医德考核标准及考核办法,定期或者随时进行考核,并建立医德考核档案。

第八条 医德考核与评价方法可分为自我评价、社会评价、科室考核和上级考核。特别要注重社会评价,经常听取患者和社会各界的意见,接受人民群众的监督。

第九条 对医务人员医德考核结果,要作为应聘、提薪、晋升以及评选先进工作者的首要条件。

第十条 实行奖优罚劣。对严格遵守医德规范、医德高尚的个人,应予表彰和奖励。对于不认真遵守医德规范者,应进行批评教育。对于严重违反医德规范,经教育不改者,应分情况给予处分。

第十一条 本规范适用于全国各级各类医院、诊所的医务人员,包括医生、护士、医技科室人员,管理人员和工勤人员也要参照本规范的精神执行。

第十二条 各省、自治区、直辖市卫生厅和各医疗单位可遵照本规范精神和要求,制定医德规范实施细则及具体办法。

第十三条 本规范自公布之日起实行。

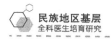
第五章　他山之石，可以攻玉

第一节　全科医生研究概述

全科医生（general practitioner，GP）是卫生保健系统的"守门人"，是提供基层医疗服务的核心力量。全科医生起源于 18 世纪欧美等发达国家，正式成立于 20 世纪 60 年代的美国，此后在全世界推广并发展，逐渐形成独特的学科体系，当然，不同国家全科医生制度的建立和发展，与其政府政治意愿、经济社会发展状况、卫生体制、公众健康需求等方面紧密相关，经过多年的不懈努力，不少国家建立起了较为成熟和完善的全科医生制度。就实际发展而言，全科医生制度在发达国家比较普遍。在国外，全科医生占医生总数的 30%～60%，卫生业务量也占一半以上，当然，毋庸置疑，这些全科医生的学历较高，基本都属于硕士学历以上的层次，与此同时，他们可以服务于多家医疗机构，独立职业，因而社会地位比较高。

一般而言，全科医生关注的是对病人的整体研究，包括与病人相关的生物学、心理学、社会学等方面。换言之，全科医生对病人的治疗，不是单纯治疗疾病，而是把病人看作一个完整的人，兼顾人的生理情感的多方面需求。他们的工作也不限于身体的特殊组织器官，他们在众多健康问题方面都有着丰富的经验和专业技能。就服务区域和工作范围来说，全科医生与国内的社区医生是相通的，但是，全科医生并不等同于治小病或只在小医院——大医院也需要有全科医生。就国外的医疗制度来讲，全科医生就像音乐会的指挥家，为病人健康协调各方面的资源，确保病人获得最好的医疗体验。病人不管大病小病首先要找全科医生，由全科医生总体评估协调推荐专科医生，这是全科医生与社区医生的主要区别。前文说全科医生就像音乐会的指挥家，而专科医生就像参与演奏的鼓手、小提琴手等音乐会主体演奏，提供精湛专业的技术服务。也就是说，全科医生在具体专科深度诊断上不如专科医生做得更好，却是保障整体医疗服务效果和各专科医生水平发挥最好的关键。除此之外，事实上绝大多数人对自己健康的了解很有限，需要医生的专业指导和帮助。相比较而言，专科医生医治解决特定的疾病，全科医生更强调在健康管理、疾病预防、心理干预、统筹治愈等各方面保障家庭成员的健康。当病人开始接触全科医生时，其实是该病人贯穿整个生命周期，兼顾疾病及健康状态的持续性服务的开始。因为每一个病人的家庭背景、生长环境、身体状况各不相同，所以全科医生给病人提供的服务注定要求是一种高度个性化的服务。

全科医生是综合程度较高的医学人才，全科医生制度作为在发达国家运行已经十分成熟的体制引进中国，是中国医疗进步的体现。1997年1月15日，《中共中央国务院关于卫生改革与发展的决定》中首次提出，加快发展全科医学，培养全科医生。2011年6月22日，温家宝主持召开国务院常务会议，决定建立全科医生制度。会议指出，全科医生是综合程度较高的医学人才，主要在基层承担预防保健、常见病多发病诊疗和转诊、病人康复和慢性病管理、健康管理等一体化服务，被称为居民健康的"守门人"。党的十八大以来，以习近平同志为核心的党中央领导集体高度重视解决基层群众看病难、看病贵问题，为此作出一系列重要指示。为加强基层医疗服务，2017年10月18日，习近平总书记在党的十九大报告中指出，要加强全科医生队伍建设。为贯彻落实党的十九大精神，进一步推进全科医学队伍发展，2018

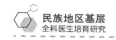
年国家相继出台了《关于改革完善全科医生培养与使用激励机制的意见》等重要文件,标明全科医学发展进入到新时代,开启了新的征程。文件鼓励全科医生们不忘初心、牢记使命,继续发扬救死扶伤、甘于奉献、大爱无疆的精神,为推进全科医学和基层医疗卫生事业的发展,推进健康中国建设,筑牢基础、提升水平、开拓创新、砥砺前行。2020年2月14日,习近平总书记在中央全面深化改革委员会第十二次会议上指出,要持续加强全科医生培养、分级诊疗等制度建设,推动公共卫生服务与医疗服务高效协同、无缝衔接、健全防治结合、联防联控、群防群治工作机制。经过多年的发展,我国医疗卫生事业得到国家的重视并不断推进改革,取得了显著的成效,尤其在基层医疗方面,各类社区诊所、乡镇卫生院、村卫生室等机构大量增多。在看到基层设施的建设得到不断改进的同时,愈来愈突出的基层的医疗服务质量及人才建设问题应该引起我们思考。

目前,我国正处于医疗卫生体制改革的关键时期,加强基层卫生服务体系建设,发挥其在基本医疗和公共卫生服务中的作用是医疗改革要求的目标之一,其中最关键的一环就是人才培养,尤其是全科医生培养。全科医生是居民健康和医疗费用的"守门人",在基本医疗卫生服务中发挥着重要作用。加快培养大批合格的全科医生,对于加强基本医疗卫生服务体系建设、推进家庭医生签约服务、建立分级诊疗制度、维护和增进人民群众健康都具有重要意义。但由于一些政治经济体制原因,使社区卫生服务发展受到了阻力和障碍,我国全科医生发展依然面临一系列问题和考验。曾益新院士对当前我国全科医学发展现状和存在问题展开深入研究。他指出,全科医学是一个二级综合医学专业学科,有其独特的教育培养体系,更强调对人的综合性、个体化的全程责任照护。我国人口众多,处于社会主义初级阶段,要建立中国特色的基本医疗卫生制度必须大力发展全科医学,加快全科医生培养。他表示，国家卫生健康委员会坚决贯彻党中央的决策部署，落实《国务院关于建立全科医生制度的指导意见》，通过全科医生规范化培训、助理全科医生培训、转岗培训、定向培养等多条途径加快壮大全科医生队伍。目前全科医生队伍仍处于起步阶段，还难以满足人民群众日益增长的健康需求，且仍存在一些问题，一是全科医生数量不足；二是全科医生水平还有待提高，学历不高，岗位胜任力也还较为欠缺；三是全科医生教育体系有待建设；四是全科医生岗位缺乏吸引力。这些问题不解决，分级诊疗和家庭医生签约将难以实现。随着国家出台一系列利好政策，鼓励全科医学发展，支持全科医学学科建设，希望全国全科医学的各部门携起手来，认真阅读并贯彻落实各文件，促进健康中国道路的发展。

他山之石，可以攻玉。借鉴澳大利亚、日本、美国、法国等国家全科医生的有益经验，可以帮助我国解决全科医生存在的问题。总之，全科医生是家庭成员的健康保护神，是国家卫生服务支出的看门人，也是引导专科医疗的经济人。随着我国经济社会的全面发展，人们对健康需求的不断提高，全科医生基层健康"守门人"作用显得愈为重要。然而，由于我国全科医生制度起步较晚，合格的全科医生培养与人才持续供应仍是制约基层医疗卫生服务的关键瓶颈之一，由此可见，学习和借鉴其他国家全科医生培育模式势在必行，这些国家培育全科医生的培育成功经验给我国全科医生的发展提供了宝贵的经验与启示。

第二节 澳大利亚全科医生培育的经验与启示

19 世纪 70 年代后逐渐发展形成的澳大利亚医疗体系，即以基层医疗卫生服务为基础，全科医生为守门人，以及国家提供医疗保障结合医疗保险，

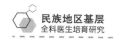
被认为是经济有效、医疗资源利用率高的模式。其中,全科医生已经成为构筑澳大利亚家庭健康的核心力量。

一、澳大利亚全科医生培育模式

澳大利亚的全科医生"守门人"的角色类似英国,其职责主要是提供包括疾病的诊断、治疗、医疗保健、传染病预防监测、健康咨询、病人转诊等服务。病人首先要找全科医生(急诊例外),在医疗转诊服务中作为医疗服务的"守门人",全科医生帮助需要进行专科诊治的病人有选择地联系专科医生,合理有效地利用卫生资源。全科医生在调节卫生资源、合理控制医疗费用方面发挥着重要作用,守护着医疗保险费的大门。通常情况下,80%的病人会在全科医生诊所得到终止医疗服务,只有20%的病人被转诊到医院或社区卫生服务中心。政府允许人们自由选择自己的全科医生,促进全科医生之间的合理竞争;与此同时建立相关的检查监督制度来规范医疗行为。澳大利亚医疗法规规定,所有患者(除急诊外)均需在全科医生处进行首诊,经全科医生诊治后认为不能在基层医疗卫生服务中处理的患者,再通过全科医生的推荐转诊至专科医生或综合医院进行治疗。全科医生是个体医疗关系的第一接触点,也是引导人,他们决定并过滤需要进一步诊治的患者,是患者更有效获取国家所提供的医疗服务的媒介。

全科医学一直是澳大利亚医疗体系的基石。全科医生是提供医疗卫生服务的主力军、骨干力量。据统计,85%的澳大利亚人在一年内至少接受一次全科医生的服务,每年大约有80%以上的人要去看全科医生。毋庸置疑,全科医生与全科医学、全科医疗有着密不可分的关系。全科医生利用全科医学的知识,对社区病人实施的医疗卫生服务,被称之为全科医疗。事实上,澳大利亚是较早开展全科医学教育的国家之一。经过多年的探索和实践，澳大利亚全科医学教育已基本形成了相对成熟和有效的体系和模式。所以谈到对全科医生的培训，必须提到全科医学和全科医疗。事实上，全科医生所获取的培训，是从医学院校里开始的。澳大利亚全科医生教育起源于1976年，并且对全科医学教育和培训是通过相互接续和关联的三个阶段来完成的：第一阶段，医学院校本科学习阶段。一般是5—6年，不分专业，如果本科专业为非医学专业，毕业后再学医，需要进行4年的医学教育。主要以培养临床医学基础知识和技能为主。第二阶段，住院医师的培训。主要以临床实践技能培训为主，时间为3年，采取院内和社区相结合的培训方式，第一年主要在综合性医院进行临床培训，第二、三年主要在社区的全科医疗机构中接受培训和工作，完成3年的住院医师培训并且通过执业医师注册考试者才可以注册行医。第三阶段，继续医学教育培训。继续医学教育培训是澳大利亚所有注册行医人员必须接受的终身教育，而且需接受各自专业学会的评估和审核。

（一）全科医生的普通教育（学校教育）

全科医疗在澳大利亚非常重要，被定义为卫生保健系统的一部分，它为所有个人、家庭和社区提供初步的、持续的、全面的、协调性的并与生物医学、生理学和环境意识相结合的医疗服务。

澳大利亚全国所有的医学院均开设了全科医学课程，学生在毕业之前还需要参加时间不等的城市和乡村全科医生实习（澳大利亚政府规定，医科类学生要参加为期8周的乡村实习）。因此，在澳大利亚，所有的医生在学校期间都具有了一定的全科医学知识，了解全科医学的基本内容和全科医疗的主要特点。

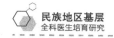
（二）大学毕业后的医学培训（职业培训）

1. 全科医生的培训机构

目前，澳大利亚有两个学会负责全科医学的教育和培训，一是澳大利亚皇家全科医生学会（The Royal Australian College of General Practitioners，简称 RACGP）；二是澳大利亚农村与偏远地区医学会（ACRRM）。其中，澳大利亚皇家全科医生学会标志着澳大利亚全科医学的起步，是澳大利亚国家性的全科医生职业培训学院，该机构的任务是培养高素质的为个人和社区提供基本医疗保健服务的全科医生。澳大利亚皇家全科医生学会创立于1973 年，1974 年首次招生，迄今有 40 多年的全国性培训历史。该学院注重对学员的强化训练，采用一对一指导方式（即 1 个全科医生指导教师带 1 个学员）；强调在社区中培训，训练场所通常设在私人开设的全科医生诊所；要求学员至少有 1 个月的全科医生训练时间；完整且科学的培训计划为指导教师提供了教学训练技巧。除此之外，澳大利亚皇家全科医生学会每年只接收 400 名新学员，占每年 1200 名应届医科毕业生的 1/3。这一定额是由联邦政府确定的，与此同时，政府对 RACGP 的培训计划直接提供资助。

值得注意的是，皇家全科医生学会并非唯一的全科医学行会组织，这个学会也不包揽所有全科医学的行业管理。它的主要任务是制定标准、资质考试和持续职业发展，而其他的全科医学管理功能由其他组织承担。这些其他的组织包括全科医学代表小组（ GPRG）、全科医学质量委员会（QG-PC）、全科医生专家协会（AAAGP）、全科医学审评有限公司、全科医学管理者协会（AAPM）等。

2. 申请获得全科医生培训资格的个人条件

医学生首先要完成 5—6 年的医学本科教育。毕业后，学生们要以实习生身份在公立医院带薪工作满 1 年，之后如果要想参加全科医生培训，可以向 RACGP 提出申请，被纳入 RACGP 培训计划的学生才有可能成为注册全科医生。

事实上，早在 2005 年，澳大利亚皇家全科医生学会就颁布了全科医学师资的准入标准，其并未对学历与职称做过多要求，未把两者列入准入标准中，而是侧重教师的临床工作经验和教学技能，并强调全科师资对本工作的追求和热爱，具体要求如下。

（1）全科师资必须在当地医学委员会完成医师注册，相当于获得我国的执业医师资格证书，且没有因违法乱纪而被取消注册的历史。这个标准反映了全科师资在以往职业生涯中的"清白性"，即没有职业生涯中的"污点"，是对医德和人品的高要求。

（2）要求全科师资是一名合格、优秀的医师，可通过以下两个方面来验证：一方面，通过相应的考核获得由 RACGP 授予的会员资格；另一方面，被同行认可为优秀的工作者，并能够出具当地医学院校的书面推荐信。

（3）需获得外部认可，即获得医疗保险委员会的专业认可。

（4）要求师资顺利完成教学理论和实践培训，熟练掌握教学过程中的基本任务，确保可以担任临床教学的重任，并且每个星期能安排出 1 个小时的时间从事教学活动。

全科医生培训申请除了严格的准入标准外，同时具有相对统一和成熟的培训与考核标准。如 RACGP 和英国皇家全科医生学会（BCGP）会制定全科医学教材并对全科师资进行统一考核，对通过考核者颁发证书。最后根据全科师资的培训质量和考核成绩进行综合评估，评选出真正可以胜任职位的全科医学师资。

3. 全科医生培训计划的结构

全科医师培训计划的结构，主要是 3 年的研究生课程，教学以医院和社

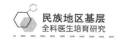

区为背景。第 1 年是医院内培训,要完成 RACGP 认可的不同岗位轮换的最低实习要求;第 2 年的培训以全科医生诊所为背景,包括 6 个月的基本训练和 6 个月的高级训练;在第 3 年的培训里,学员加强并巩固接待病人的知识,培养解决不常见和较复杂病况。具体如下:

第 1 年是医院内培训,要完成 RACGP 认可的不同岗位轮换的最低实习要求,可以在学员大学毕业的第 1 年进行。医院轮岗:强制性的医院轮岗内容包括普通医学、普通手术、急救医学和儿科学。此外,学员还必须获得另外几个方面的医院经验,包括麻醉学、皮肤学、耳鼻咽喉科学、老年医学、传染病学、妇产科学、眼科学、矫形外科学、精神病学、康复学和泌尿科学。医院的轮岗实习不仅可以开阔学员的知识面,也为他们将来的工作打下扎实的基础。将不同专科医生的经验简单加起来不能打造出一个合格的全科医生,因此,在医院的轮岗实习应该是将一些有时毫不相关的医院经验有机地糅合起来,这才是一个合格的全科医生应具备的才能。

第 2 年和第 3 年的培训以全科医生诊所为背景。第 2 年的培训包括 6 个月的基本训练和 6 个月的高级训练。就其基本训练而言,是在富有教学经验的全科医生指导下进行的,RACGP 在澳大利亚全国范围内有许多教学诊所及众多特许教员,并为这些诊所和教员提供津贴。这些诊所雇用学员,而且学员所收患者的诊费归诊所,学员的培训费用由政府支付。全科医生教员确保学员获得恰当的诊所经验,负责向学员提供以诊所为背景的教育,并保证学员每周有半天的时间从事教学活动。培训计划的医务教官负责每两周或每月 1 次的教学活动,他们跟踪学员在诊所提供的服务种类和质量,监督教学活动的时间及培训环境。基本训练帮助学员进入以社区为背景的医疗服务,协助他们向提供医院外的医疗服务过渡。就其高级训练而言,在高级训练阶段,学员加强并巩固接待病人的知识,培养解决非常见和较复杂病况的信心。在这一阶段，学员开始较独立地处理个案，医务教官的监督程度也逐渐降低，但诊所教育和诊所外的教学活动却不能松懈。

在第 3 年的培训里，学员有机会以独立的医生身份进行工作，而开业的全科医生则扮演良师益友的角色，他们为学员提供处理更复杂问题的机会。在这 1 年中，学员可选择 6 个月的专门技术训练，从中学会对社区健康极为重要的医学经验，比如青少年健康、精神病、艾滋病、土著人健康及公共健康技能培训。

4. 全科医生培训计划大纲

RACGP 培训计划列明了培训内容，包括设立 1 间名副其实的独立诊所必须具备的态度、技术和知识。对学员的评估直接与培训目标相结合。课程的编排综合考虑以下三个方面：(1)全科医生需要知道些什么；(2)为何多数人寻求全科医生的服务；(3)澳大利亚国民的健康需求和健康重点是什么。

5. 全科医生培训的必修内容

医疗服务需求部分(AMSN)：在培训过程中，所有学员应在必需医疗服务不足的方面完成 6 个月的培训。一般说来，这些培训内容在乡村进行，但必须去乡村服务的学员则可在市区进行培训。

土著人健康课程：1989 年的国家土著人健康策略突出说明，当前澳大利亚土著人的健康状况问题亟待解决。培训计划也体现了全科医生在提高土著人医疗服务方面的重要角色，并通过征求土著人的意见，设置了相关内容的科目。

幼儿急救学员必须获得幼儿和青少年健康方面的经验，其中大部分为幼儿急诊，达到能识别、诊断和管理病情严重的幼儿的目的。这方面的能力应在基本训练开始之前获得。

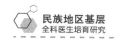
生命维护的高级技能在医院培训的 1 年里,学员必须在急救岗位上完成至少 3 个月的培训,必须掌握生命维护的高级技术,包括心肺复苏和心脏除颤技术。学员可能还须增加其他急救技术培训项目。

6. 培训计划要求全科医生应具备的基本素质

全科医生是提供医疗卫生服务的主力军、骨干力量,这些全科医生除了必须要有相关的理论知识和实践基础,还必须具备一系列重要的基本素质,具体如下:(1)语言交流技巧及处理病人和医生关系的能力;(2)应用专业知识的能力和技巧;(3)国民健康和全科医生诊所的知识范畴;(4)职业规范和职业道德;(5)卫生服务组织与法律的背景知识。以上的范围是 RACGP 为确立大纲框架和课程说明,根据广泛征询同行及其他卫生界人士、大学学者、消费者和出资方意见而制订的。这 5 点主要说明了态度、技术和知识的主要范围,对每一间好的诊所来说都是必要的,对每次病人的到访均有直接关系。当然,学院也会为每一领域确定学习目标、学习范围以及学员必须具备的起码的基本技术。如:在"语言交流技巧及处理病人和医生关系的能力"方面,学员必须了解不同的诊所情景,以病人为中心,以恰当的沟通技巧和态度,培养有效地为病人医疗服务的能力。

7. 全科医生培训计划中的普通及特殊病况教育

就澳大利亚而言,多数人看全科医生的主要原因是全科医生诊所主要为单个病人提供治疗和病情管理咨询。在澳大利亚,全科医生掌握并管理大部分医疗病况。而全科医学所接受的培训课程恰恰反映了全科医生平时可能会遇到的各种病况,大致包括以下几个方面的教育:(1) 导致发病和死亡的最大因素;(2)一般诊所常见的病情;(3)需要特别技术的病情;(4)不同群体的不同病症表现;(5)具有公众意义的病情;(6)可预防的病况;等等。

8. 国家的重点卫生问题

RACGP 的责任就是培养高素质的全科医生,为个人和社会服务。因此,学员有必要了解澳大利亚国民的总体健康需求和重点,严格来说,澳大利亚的重点卫生问题,即在以下 6 个方面降低发病率和死亡率:(1)心血管卫生(吸烟、心脏和血管疾病);(2)癌症控制;(3)受伤的预防与控制;(4)精神疾病;(5)非胰岛素抑制性糖尿病;(6)哮喘病。鉴于此,根据国家卫生需求和重点以及不同群体(土著人、妇女、青少年等)的不同需求或诊所的具体情况(如诊所管理、周密的思维和研究等),就全科医生进行相关方面的培训,与此同时还设置了一些其他方面的培训科目。

9. RACGP 评估和研究员资格考试

医学学员除完成必要的培训计划外,还必须通过学院的考试,这样方可被授予学院研究员资格。RACGP 的研究员资格是全科医生的最高学术资格,研究员可被认可为开业医生,独立享受政府资助的医疗保险(medicare)系统中有关全科医生的待遇。与培训一样,评估的基础是全科医学的各个范围。非正式的评估在培训期间进行,根据教学大纲的学习目标,尤其针对较难的科目,给予学员及时的反馈。目前,学院正在制订一套较为正式的培训评估方案。学院的考试是针对培训计划的正式总结,培训计划的宗旨与选用考试中使用的病历的评估机制是一致的。

10. 乡村全科医生培训

澳大利亚政府不仅注重培养为城市社区卫生服务的全科医生,同样也很注重为农村,特别是偏远地区培养全科医生,为人们提供初级卫生保健服务。RACGP 致力于培养乡村医生。对乡村感兴趣的学员可选择参加培训计划的乡村培训计划(RTS)。RTS 的培训结构与全科医生培训计划相同。所不同的是诊所培训和部分医院培训均在乡村进行。此外,附加的教学活

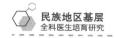

动、联络和培训机会(如急救管理技术培训)是乡村行医的特有科目。RTS学员可参加1年的高级乡村医疗技术培训(第4年),具体方面包括土著人健康、麻醉学、急救医学、精神病、妇产科学、儿科学、程序产科和手术。完成1年高级乡村医疗技术培训的学员可获得乡村行医研究生文凭。

(三)取得执业全科医师后的再教育(继续教育)

为了保证全科医生的服务质量,使其能够不断更新知识和观念,以便为病人提供更好的医疗服务,RACGP于1987年实行了全科医生自愿参加的"质量保证和继续医学教育项目"培训计划;在1993年,又将此培训计划改变成为全科医生必须参加的强制性项目,要求所有的全科医生每年都需要修完一定的学分;而在1999年,根据变化了的实际进行了有效调整,RACGP终止了每年都要修学分的做法,也由此实行了每3年修完一定学分的制度。

为了提高全科医生的业务水平,已取得执业资格的全科医师必须接受继续医学教育,每年参加一定时间较高层次的学术讨论和学术会议,每年有4周左右的脱产培训。每3年必须通过国家组织的继续医学教育的考核和评估,合格者才能再次继续执业注册。国家设有全科医师管理研究中心,负责制定全科医师教育、管理的政策和措施,并指导全科医师管理组织的工作,在研究中心下设126个全科医师管理组织,负责审查、批准全科医师开办医疗点的申请、组织辖区内全科医师的继续医学教育等工作。此外,还设立了一些专门的委员会来研讨社区主要疾病的防治对策和措施等,并对全科医师进行专项知识培训。

澳大利亚莫纳什大学全科医学系兼职教授John Murtagh在《全科医学》一书中列举了相较于专科医生,全科医生的特殊性在于:(1)首诊,是基层医疗卫生服务的重点,是患者进入医疗体系的第一接触点;(2)诊断方法学,全科专家以咨询的方式看诊,多面对未分类、未明确的疾病,有一套特殊的诊断思路和方法；(3)危、急重疾病的早期诊断；(4)连续性和可及性医疗，双方有长期合约关系，患者在专科医生处治疗完毕后再回到全科医生处继续就诊；(5)个体化、人性化的医疗，遵循"理解"原则，了解患者的背景情况从而全面综合地分析；(6)慢性疾病的诊疗和健康教育；(7)居家照顾；(8)突发事件的处理；(9)家庭保健；(10)临终关怀；(11)预防性服务；(12)健康促进；(13)整体观，综合、全面地关注患者，以系统的视角审视患者的健康；(14)卫生保健。

澳大利亚的全科医生具备3个特征：

第一，专业。凭借其专业知识和能力，全科医生在早期诊治中发现疾病并区别其严重性，分辨哪些是生理性的，哪些是病理性的，区分疾病发展的阶段和严重性等。全科医生还需为患者进行解释和健康教育工作，将医生的专业意见翻译为患者可以听懂的语言及可操作的治疗方案。在诊治过程中，不可避免地会存在许多不确定的症状和诊断，全科医生要有动态观察（随访）的意识和技巧，打破专科的局限性，不会因某一症状稍有缓解就让患者立即停止治疗，可以随访患者，通过时间显示自然病程的发展，必要的时候安排患者转诊至专科医生处确诊。

第二，循证。全科医生在诊疗过程中认知体系的基础是病理生理知识，而患者的认知结构则建立在自己的生活经历及对世界的认知基础上。循证不仅是从医学知识上对全科医生的要求，还要求全科医生了解患者的背景情况及社会背景，以发现症状的蛛丝马迹。西澳大学全科医学专家 Geoff Riley 教授从哲学角度分析这种认知的不同，认为全科医生除疾病本身的病理生理变化，实验室检查结果外，还应关注"人"和"生命质量"，患者所处的环境会与疾病相互影响。

第三，反思。这里所说的反思是指对一个人的判断力，对偏差及影响的

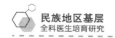
自知力。医生也是人,要明白自己认知的局限性,这种理解是由知识、知觉、个人判断能力和生活经验所构架而成的。理解不可避免会存在偏差,医生有责任和义务认清并承认这些偏差,并提醒自己不断自我提升,通过持续的知识学习、理解力成长等手段,有目标地实现自我觉醒,并形成智慧。

3P3C 的标准定义是目前对全科医学服务的经典总结,即基础、预防、以患者为中心、综合、连续和以社区为导向。

总之,澳大利亚重视对全科医生的培育和发展,澳大利亚在全科医学教育方面积累了比较丰富的经验。对于全科医学生采取"一对一"方式,即全科医生指导教师采用一对一指导学员的教学方式,而对全科医生指导教师提供支持和培训活动是医学教育活动的特有任务。澳大利亚现在正在进行培训全科医生师资的活动,这些活动已经纳入了全科医生研究生学历的教育计划。

二、澳大利亚全科医生培育的经验与启示(借鉴)

在我国深化医疗卫生体制改革的大背景下,医疗保障制度改革的关键就是要有一支队伍来为其守门、把关,使大部分病人在基层得以医治,全科医生制度的完善无疑又是一个被寄予厚望的卫生改革制度,它直接关系到中国人翘首以盼的"小病在社区,大病在医院"的美好愿景的实现。可以说合格的全科医生是今后卫生人才市场所亟需的,因此,医学教育必须紧跟卫生事业改革的需要,为其提供合格的全科医学人才,澳大利亚全科医生所发挥的"守门人"作用为我们做出了很好的示范,我们可以从中借鉴有益的经验。

(一)注重对全科医生师资的培训

只有高素质的教师,才有可能培训出高质量的人才。我们在强调大力发展全科医生队伍的同时，同样不能忽视对培训教师的质量要求。目前，我国全科医生培训工作还处于一个发展待完善阶段，机构和人员建设都还不健全。但决不能因为处于发展阶段而忽视全科医生的培训质量，特别是对于培训教师来说，也要建立认证制度，不符合要求、自身水平不高的决不能从事全科医生培训工作，否则，一哄而上，你争我抢，最终会导致培训机构泛滥、师资队伍人员素质低下的后果。因此，从事物发展的初期，我们就应该把关，建立一套机制来约束这类事情的发生。同时要强调"两手抓"，一手抓全科医生培训，一手抓全科医生的师资培训，携手共进，促进我国全科医生教育的良性、快速、高水平发展。

医学教育部门应该根据实际情况开展分层次的继续医学教育，对于基础较好且有实践工作经验的全科医生，可以直接接受规范的全科医学课程培训，对于学历层次较低的社区卫生技术人员，通过培训基础医学内容先提高他们的学历水平，分步培训和考取全科医生任职资格。这既符合中国的实际情况，又可以提高全科医生的质量和职业地位。

（二）依托大型综合医院，持续推进全科医生培训基地建设工作

全科医生应该是最接近病人的一线医疗卫生人员，所以更应该强化训练他们在医疗保健护理方面的实际操作和运用能力，其中现场学习是最有效的手段。澳大利亚全科医生的培训基本全部在医院和全科医生诊所进行。在现场，他们每天应对大量的病历，不仅提高了他们处理各种疾病的技术水平，而且增加对各种病症的处理经验，同时对提高学员和病人打交道的技巧也是大有裨益的。

依靠有条件的大型综合医院，特别是医学院校的附属医院，设立全科医生培训基地，负责所辖区或定点社区医疗机构的全科医生的培训和再教育，将全科医生培训纳入继续医学教育的范畴。通过理论、实践、再理论、再实

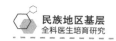

践的梯形培养,使全科医生保持较高的医疗水平,适应社区卫生服务的需要。

(三)建立合理的激励制度,提高全科医生岗位的吸引力

目前我国存在的看病贵是日益突出的严峻问题,一个重要的原因是病人缺乏一个他们信得过的医疗质量顾问和医疗费用的"守门人",因此,全科医生是未来解决基层社区和农村卫生服务可及性和公平性的重要力量。为了吸引和留住一些全科医生在偏远地区工作,政府必须建立有效的激励机制,如在全科医生薪酬、社会保障、职称评定、岗位编制等方面制定优惠政策,从而提高全科医生的社会地位和收入水平,提高岗位吸引力。

(四)加强对全科医生培训全过程的质量管理和控制

全科医生培训全过程的质量管理和控制是保证全科医生培养质量的重要举措之一。全科医生的培训,从一开始就应该注重培训质量,绝对不能为了提高全科医生的数量而忽视了教育质量。要想有效监督和控制培训质量,必须建立一套科学的、合理的、可操作的质量管理和控制体系。对全科医生培训的全过程给予评估,对不符合规范、达不到培训质量的每一个环节推倒重来,确保培养出高素质、名副其实的全科医生,更好地为社区卫生服务,为人民健康服务。

(五)积极发展全科医学教育,提供相关配套政策支持与资金保障

建立全科医生教育制度,积极开展适合国情的、形式多样的全科医生培训是有效解决全科医生数量不足、专业水平低下的途径之一。在全科医生培养方面应该充分发挥高等医学院校的作用,转变观念、鼓励优质教育资源参与到全科医生培养中;加强对全科医生培训基地的政策支持和资金投入,通过系统规范的训练培养合格的全科医学人才。

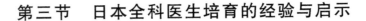

第三节 日本全科医生培育的经验与启示

全科医生又称家庭医师或者家庭医生，是健康管理服务的主要提供者。日本除了经济发展比较好以外，日本的医疗体系制度也是非常完善的。日本是世界上医疗体系发达的国家之一，人均寿命多年保持世界第一。日本的家庭医生制度开始于 1985 年，其目的就在于：必须建立一个更加有效的医疗供给体系，形成一个从预防到早期发现、早期治疗和康复的医疗保健体系，以此对居民的日常健康管理、疾病，特别是对普通疾病和外伤等进行确切的诊断、治疗以及根据情况向专科医院转诊。日本政府认为，培养这种在医疗上有连续性的能起重要作用的家庭医生是十分必要的。正因如此，日本政府决定于 1985 年着手研究和筹备并于 1986 年 4 月正式定出家庭医生制度。

根据 2016 年 5 月 WHO 发表的《世界卫生统计年鉴 2016》（*World Health Statistics* 2016），日本人平均寿命 83.7 岁，全球排名第一；日本男性平均寿命 80.5 岁，排名第六；日本女性平均寿命 86.8 岁，排名第一；日本人健康寿命 74.9 岁，排名第一；日本新生儿死亡率 0.09%（世界平均死亡率 1.92%），产妇死亡率 0.005%（世界平均死亡率 0.216%）。2018 年，世界卫生组织发表了一份全球医疗评估报告，从医疗水平、接受医疗的服务难度、医疗费负担公平性等方面，对全世界 190 多个国家进行了综合评估排名，结果，日本再一次蝉联世界第一，而中国排在第 64 位。为什么日本的医疗能够长期保持世界第一的水平呢？

日本在发展本国医疗体系制度时，尽可能地去保障呵护全国人民的生命安全，也正是因为如此，日本的平均寿命相对来说都是比较高的。因为，

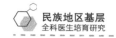
日本政府在发展医疗的同时特别注重医学人才的培育,其中家庭医生尤为重要。在日本,家庭医生指已掌握了专科领域的综合知识和技能的医生,具体内容如下:(1)家庭医生的基本临床能力;(2)个体的医疗、护理;(3)指导家属的护理;(4)立足社区型的护理。最终为了使患者能得到优质医疗服务需要与各系统的专科医生密切协作,必要时还要求家庭医生进行适当的会诊。

毋庸置疑,中国和日本的国情不同,发展阶段水平也不一样,但是我国和日本在基础卫生改革和发展等方面,所面临的问题有诸多相似之处,随着中国医疗体制改革的逐渐深化和社会人口老龄化程度的不断提高,在中国建立和完善社区医疗保健体制迫在眉睫,然而建立全科医生制度,逐步形成以全科医生为主体的基层医疗卫生队伍,是医药卫生体制改革的重要内容,对于提高基层医疗卫生服务水平,缓解人民群众"看病难、看病贵"等问题具有重要意义。在世界范围内,日本作为构建了完善的家庭医生制度的代表国家,在建立和完善其家庭医生的过程中积累了大量的经验,其中必然有很多值得我们借鉴。

一、日本全科医生培育模式

总体来讲,日本的医疗体制介于欧洲和美国模式之间,也就是说两种模式相融合的一个状态。就日本而言,在实施公共医疗的同时,也充分照顾到私人化、个性化的医疗。那么日本是如何做到这一点的呢?用简单的一句话来概括,那就是:"医疗服务由民间提供,但是医疗费由政府担保。"日本的这种医疗体制,解决了中国目前最为头疼的"看病难、看病贵"的问题。日本采取的是国立、公立、私立三类医疗体制。国家有综合性的国立医疗与研究机构,各地方政府设立公立医院。数量最多的是遍布全国各地,尤其是社区的私人医院,大多数是专科诊所。可能很多人都会问,日本的这种医疗体制看病是否靠谱。在日本看病，民间医疗相对来说是非常靠谱的，它不仅医疗水平比较高，还能够满足当地居民的相关需求。在日本看病，所得到的相关服务都是非常周全的，医生和护士的工作也都比较明确。

在人们的印象中，社区的小医院小诊所都是一些"个体户"。但是，你千万别小看日本的这些诊所，里面的医生都相当专业。许多像内科、妇产科、外科等私人医院和诊所，都是几代人祖传，院长大多是医学博士，而且日本允许非国立医院的医生兼职，因此许多诊所的专科医生都是著名的医学专家、医学教授，而不是医科大学刚毕业的实习生。日本人都是小病去自家附近的诊所，也就是私人医院。如果诊所觉得你这个病需要做进一步的精密检查，或者需要手术，那么诊所的医生会给你开介绍信，你再去大医院治疗和动手术。所以，日本人遇到感冒头疼之类的小毛病，都不会往大医院跑。而日本的大医院，尤其是国立医院，基本上是以治疗难病大病为主，而且整个治疗采用的是预约制，但这种预约也不会超过十天半个月，一般两三天，甚至当天就可以约到。正是日本这种从私立到国立、公立，从小诊所到综合性大医院的立体化的社会医疗保障体制，才解决了1亿多人看病难的问题。

事实上，在日本从事社区医疗，专、全科医师区分不明显，1万人以下的社区绝大多数医生是全科医生；1万人以上的社区会在拥有全科医生的基础上再配备相当数量的专科医生从事社区卫生服务。在交通便利地区，各种细小专科医院配备齐全，专科网点星罗棋布、合理配置，或者专科诊所聚集在一起开业，提供专业水平的全科医疗及高水平的社区医疗服务。居民足不出户便可以享受到便捷而高质量的医疗服务。

日本的全科医学教育有3种：在校教育、毕业后教育及继续教育。在校教育学制统一为6年，目前全日本过半数的医学院校都设立综合/家庭医学课程。主要包括家庭医学的理论课程（家庭医学概述、医学伦理，以家庭及

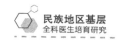
社区为导向的看护、医疗决策等）及基础临床技能的教学课程（基本临床技能、应诊能力、循证医学实践等）。综合/家庭医学教育和实习在临床医学最后1年（第6年）开设。2006年日本家庭医学会制定了规范化的家庭医学后期培训项目，在临床医院及社区诊所开设相应的培训计划项目，为期3年，要求培训人员在各个科室门诊及病房按照规定时间轮转。3年培训后，以出诊时间及次数、接诊录像等作为考核的依据。考核评价方法有培训医生的自我评价、发表论文及终期的综合考核（理论和技能考试），考核合格后认定为家庭医生。继续教育是家庭医生为了保持、更新、发展和强化应对病人所需要的知识、技能和态度所从事的学习活动，包括继续医学教育及进入研究生院继续博士课程的学习。

日本全科医疗服务的特点主要体现在日本社区医疗服务体系。日本社区医疗服务有以下特点：一是小而专的专科医院多，专科诊所聚集在社区并配备齐全，基本代替全科社区医疗，提供专业水平的社区医疗服务。二是社区卫生服务法律体系完善，国立、公立医院参加指导社区卫生服务，健康保险制度与社区卫生服务有机结合。三是日本的老龄化严重，老年保健在社区卫生服务中尤为重要，极其重视老年人保健设施的建设和发展。

二、日本全科医生培育的经验与启示（借鉴）

中国和日本的具体国情有所不同，发展阶段水平也不一样，但是中国和日本都面临着人口老龄化发展加速、医疗资源供给结构性矛盾突出等问题。日本在医疗制度改革、全科医生培育等方面积累的理念和经验，对于我国进一步深化医改、应对人口老龄化、推动健康中国建设具有一定的借鉴意义。

就中国的医疗发展而言，当以日本的经验为基础，结合我国实际国情，建立完善社区医疗保健体系之后，社区卫生服务中社区居民和医疗保险将形成一个有机的整体，步入良性循环的运行轨道。居民有医疗保健的需求将首先在社区医疗保健机构得到处理,其中大概 70% 的问题可以在社区范围内解决;如果社区卫生服务中心无法解决,则转移至大型医院,有针对性地进行救治,发挥社会医疗保险的作用。这样必将极大地改观我国目前的社会医疗状况,为医疗改革提供一个切实可行的改革方案。

(一)重视全科医生的培养,鼓励医科毕业生到社区工作

相关部门可参考国家对师范类高校中"免费师范生"的培养模式,建立与之类似的"免费医学生"制度。国家可减免贫困地区生源的医学生在校期间的学习、生活费用,而这些学生毕业后必须回到生源地作为基层社区医生服务满一定期限;或参考"大学生村官"的做法,毕业后自愿去社区从事基层医疗保健服务工作的医学生,政府在之后的深造、择业、考取公务员等方面予以一定程度的优惠政策,达到激励的目的。还可以改进全科医学教育与教学方法,在医学本科教育中促进学生早期接触临床,将基础课程与临床科学有机整合,安排去社区医疗机构见习或实习。增加医学生社区医学的知识和技能,便于运用整体医学的临床思维模式解决健康问题,更好地适应卫生保健服务。加强全科医学师资队伍建设,以培养临床技能为重点,提高全科受训学员的实践能力,以适应全科医疗服务的需求。

(二)提升全科医学在医学领域中的地位

在中国,全科医生基层健康"守门人"的作用日益重要,鉴于此,为了更好地发挥"守门人"作用,就必须强调公众对全科医学认识的重要性,以提升医患两个群体对该学科的理解度为立足点,不断提升全科医学在医学领域中的地位。就公众而言,做好舆论宣传引导工作,通过健康教育、舆论宣传等方式培养公众的预防保健观念,引导公众转变传统就医观念和习惯,增强对全科医生的认同感。就政府而言,政府要充分发挥作用,强化政府在基本医疗卫生服务中的主导作用,注重发挥市场机制作用,立足基本国情,坚持

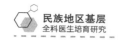

制度创新,不断完善中国特色全科医生的使用和激励,积极为全科医生提供服务平台,为全科医生执业提供更有利的条件。

(三)重视康复和家庭医疗服务,引导患者小病居家治疗

社区医疗保健机构应根据社区居民的实际需要,强化自身的保健功能,特别是作为"居家养老"、幼儿免疫、日常保健的辅助机构,可发挥较大作用。与此同时,应在社区医疗机构中配备一定数量和质量的全科医生,在社区范围内做广泛宣传,逐步引导社区居民"小病不出门",在社区进行治疗,来节约人力物力和各方成本。

(四)要求地方卫生行政部门主导设立相关社区医疗机构,并从财政上予以重视

各地政府应当先摸清目前当地社区医疗保健机构的基本概况,在没有被社区医疗所覆盖的社区先建立基础医疗保健机构,争取做到一步到位,设立完善的社区医疗体系;对已有社区医院(诊所)的社区加大财政投入,改善医疗条件,提高医疗水平,加大对社区医疗的宣传,并对辖区内所有社区的基层医疗机构进行统一管理,定期评选出先进单位并予以表彰。

第四节　美国全科医生培育的经验与启示

在美国,全科医生扮演着家庭医生的角色,其通过与家庭签约,为居民提供基本医疗保健服务。在美国,全科医生占医生总数的34%,作为市场经济主导的国家,私有资本同样充斥着美国的基本医疗服务领域。美国的社区医疗服务主要由家庭医生负责,家庭医生承担着美国广大民众的基本医疗服务,提供全科诊疗,担任"守门人"角色。

2012年经合组织数据显示,美国全科医生薪酬分别是社会平均收入的

3.5 倍。美国的全科医疗高度市场化，支付方式以商业保险为主。近年来，为了降低高速增长的医疗费用，美国政府与私营保险机构引进以"管理保健组织"为核心的费用控制措施。由保险代理者与家庭医生签约协定全科医生的医疗服务标准，并实行按比例支付或总额预付制的付费方式。同时医疗保险制度明确要求投保人遵守相关规定，例如实行家庭医生首诊制、在规定时间内的住院费用不需要患者承担等，如患者需转诊，家庭医生须征求保险公司意见，每年根据家庭医生服务质量和居民健康状况，保险公司会返余利给家庭医生。在美国，家庭医生已经列在十大高薪收入职业的第 3 位，其收入和社会信任度超过了律师和法官。

美国主要采取"4＋4＋3"的培养模式，学生需要经过 4 年的普通本科学习，随后经过严格的选拔到医学院校学习 4 年医学知识（基础和临床课程各 2 年），完成学业后授予医学博士学位。医学博士毕业后愿意成为全科医生者再经过 3 年的住院医师培训方能正式成为全科医生，且以后每 6 年需要进行一次医师资格再认证。在美国，各类医学考试贯穿始终，且考核十分严格，如想进入医学院校需要经过严格的考核及面试，美国全科医生培养环节中最核心的部分是规范化培养，且规范化培养的考核结果直接决定下一年度的招生人数。进入住院医师培训阶段，全科医生需要参加美国执业医师执照考试及美国家庭医学委员会组织的各阶段考试。规范化培训后，还需要参加家庭医学执业医师注册的考试。

美国全科住院医师培训项目的专业设置充分考虑到全科医生的工作特点，重点在于培养解决社区常见健康问题的能力，培训专业设置全面，部分专业充分利用专科医生资源，且强调医疗照护的连续性，不断强化全科医生的全科意识。如 UNMC(University of nebraska medical center)全科住院医师培训项目中要求轮转科室包括：内科（包括心血管内科、消化内科、呼

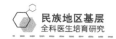

吸内科、肾内科、肿瘤内科、感染内科、内分泌科等）6 个月、儿科 4 个月、产科 2 个月、妇科 1 个月、普通外科 1 个月、急诊 200 h、矫形外科 200h 以及其他超过 3 个月的自选专业，另外，还要轮转变态反应科、眼科、耳鼻喉科、行为医学、皮肤科、社区诊所、泌尿外科、运动医学、重症监护、新生儿科、公共卫生、精神卫生、放射科等多个专业。培训项目非常重视全科医生在社区诊所的培训学习，即使在教学医院培训期间，也要求每周至少 1～2 个半天在社区诊所实习，培训期间至少接诊近 2000 位门诊患者，至少与一些患者保持健康照护关系等。这些培训计划和要求紧密结合全科医生的工作特点，目的是保证经过培训的全科医生能够为居民提供安全、高质量、综合性、连续性的医疗照护。

为保证经过培训的全科医生达到国家统一标准，美国的住院医师培训项目不仅在轮转专业、轮转时间、接诊患者数量等许多方面有明确具体的要求，对带教师资从带教资质、带教时间到带教学生数量均有明确的要求，以保证全科医生的培训质量。例如，UNMC 的全科医生住院医师培训项目中，对带教全科医生的全科医生师资、非全科医生师资及非医生师资（如药师、行为治疗师、社工、营养师等）均有明确的要求。对于全科医生师资，除要求具备全科医生执照、有丰富的全科工作实践经验外，还要求每位全科医生师资带教全科医师数量不能超过 6 人，且必须有被保护的独立的带教时间；对于非全科医生师资，除要求具备各专业医生执照外，还要教授各专业技能，教授内容要与全科医生师资讨论决定，全科住院医师与专科住院医师一同在专科进行培训。目前美国的住院医师培训项目更多的是以团队的方式进行带教，各专业师资通力合作，尽最大努力使住院医师培训达到规范化、标准化的要求。

美国住院医师培训项目在实施过程中所采用的培训方法不仅形式多

样，且细致实用，密切结合临床，培训效果非常显著。在培训学习过程中，采用多种教学方法，如接诊患者的角色扮演、以团队形式进行心肺复苏技术的录像反馈教学、以问题为导向的教学（problem－based learning，PBL）等，以及如何循序渐进地指导患者改变不良行为、如何通过反馈促进学生学习提高、如何实施舒缓医疗等培训。教师进行启发式教学，鼓励学生进行主动学习，注重解决临床实际问题，注重培养学生的独立工作能力等，使教学始终处于一种积极活跃、学以致用、回味无穷的氛围中，非常有利于激发学生的学习积极性和主观能动性。这些卓有成效的教学方法和理念贯穿全科医生培训的整个过程，取得了很好的培训效果。据统计，美国的全科医生占所有医生总数的34％左右，是美国医疗卫生服务的主力。

美国的全科师资非常注重培训住院医师的沟通技巧，他们把在临床工作中遇到的许多沟通问题进行认真地梳理和剖析，提出解决方案，理论和实际相结合进行教授。如在 UNMC 培训接诊患者时，教师特别强调共情的重要性，强调身体语言与目光交流，以给予患者更多的心理安慰与精神支持。这些看似无关紧要的小细节，对患者来说感受却可能完全不同，也是高质量医疗照护中非常重要的一部分。一个全科医生可以管理或拥有 3000 个病人。病人和医生的关系密切，病人不管有任何疾病，一般都会向自己的全科医生汇报，由医生检查治疗，如有需要，再由全科医生转诊专科医生或医院去治疗，医院或专科医生治疗完毕后再把病人回转给全科医生管理。全科医生对他的每个病人的情况都十分了解，病人对医生也很信任。病人往往还会把自己家里成员的健康交由同一个全科医生管理。确实，尽管医疗技术不断进步和发展，但目前真正能够治愈的疾病并不多，大多数疾病是改善症状或延缓进展。但医生真诚的理解与关爱对于患者和家属来说也是一剂良药，更是优秀的全科医生的必备技能。"有时是治愈，常常是安慰，总是去

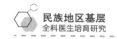
帮助。"美国医生特鲁多的这段铭文跨越时空,至今仍闪耀着熠熠的人文之光。它告诉我们,医生的职责绝不仅仅是治疗疾病,更多的是要去帮助和去安慰患者。能够理解和洞察患者的情感,给予患者全方位的关爱,才能搭起信任的桥梁,构建和谐的医患关系,这一点对于肩负长期健康照护职责的全科医生尤为重要。因此,除了专业技术知识,加强对人文、心理、社会等有关问题的认识和修养也是全科医生需要关注和学习的内容。

2019年4月18日,中国医师协会第四届全科医生培训峰会论坛在北京召开,会议指出,截至2018年年底,全国经培训合格的全科医生已达30.9万人,尽管我国全科医学在不断发展,但整体而言全科医生在数量和质量上远远落后于实际的需求,与发达国家较完善的全科医学教育制度有较大差距。中国经过30年来不断的探索和实践初步建立了以"5+3"为主,"3+2"为辅的全科医生培育制度,但中国的全科医学事业仍然面领着严峻的挑战。从中国全科医学生培育模式的角度来看,由于传统医学院校对全科医学教育重视程度不够,导致专业人员储备不足,目前全科医学教育的师资队伍紧缺、培训经费较少、培训基地建设不足,缺少专业的、高质量的全科医生,无法满足居民对全科医生的各种需求。参考和借鉴美国成熟的全科医生培育制度,对于中国完善全科医生相关的培育制度体系具有重要的实践意义,在保证中国全科医生数量提高的同时确保全科医生的质量也有质的飞跃,切实推动我国全科医学事业健康蓬勃发展。

二、美国全科医生培育的经验与启示(借鉴)

(一)制定全科医生人才激励政策,提升全科医生岗位的吸引力

美国全科医生的培育机制有着自己独特的风格,注重人文素质的培养、多元化的培育模式及多样化的培育手段,这与美国的民风、国情是分不开的。中国在探索全科医生培育的道路中,也要融入中国的特色,将中医融入

全科医生培育全过程中，打造一个具有中国特色的全科医生培育模式，培养出中医全科人才。

全科医生作为居民健康的"守门人"，在疾病预防和健康管理方面可大有作为。我国全科医生绩效考核指标应集中在疾病的预防与筛查、慢性病和常见病的护理等领域，但同时要考虑患者的就诊体验和医疗费用的控制。通过提高医疗质量和患者的就诊体验，扭转"倒三角"的就医秩序，推动分级诊疗的进程。在绩效考核目标设计方面，要明确考核的主体目标，根据目标设置具体的、多层次的、可测量的绩效指标。在绩效考核指标制定过程中，鼓励卫生行政部门、全科医生、医疗机构、居民的多方参与，以保证指标的客观性、公正性及可行性。

建立与医保挂钩的混合式支付方式，最大限度对全科医生产生有效激励已逐步成为国际共识。目前我国多数地区对全科医生的支付方式仍然采用以往社区卫生服务机构的绩效工资制，而国际上对全科医生的薪酬支付主要采用按人头、按服务项目和按绩效支付的混合支付制度。借鉴国际经验，在我国现行绩效工资受总额限制难以产生有效激励的情况下，应充分发挥医疗保险的引导和调控作用，对全科医生团队签约服务实行与医保支付挂钩的以按人头付费为主兼顾绩效的付费模式。贯彻"多劳多得，优绩优酬"的原则，合理拉开不同服务水平的全科医生的收入差距。未来，我国可以鼓励全科医生与居民建立契约服务关系，为签约居民提供约定服务，以按人头付费的方式定期支付给全科医生；鼓励全科医生多点执业，为非签约地区居民提供服务可按项目收取服务费。此外，还可建立全科医生按绩效付费项目，通过激励性的支付促使全科医生提高医疗质量、降低医疗成本，充分发挥其作为居民健康和医保费用"守门人"的作用。

及时公开绩效考核结果，公开认可奖励绩效突出的全科医生。社区卫

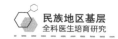

生服务中心、乡镇卫生院等应及时公布全科医生的绩效考核结果,这既可以让全科医生意识到自身的长处与短处,以及绩效表现在整个全科医生队伍中所处的位置,还可以给予居民充分的知情权,允许居民选择医疗服务质量高、绩效表现突出的全科医生。除经济奖励外,还应加强对全科医生的非物质奖励,如公开认可绩效突出的全科医生,这一方面可以提高居民对全科医生的认同感,另一方面也可以促进全科医生间的良性竞争,激发绩效表现稍差的全科医生积极主动提高医疗质量。

(二)构建多元化的全科医学教育培育体系

进一步健全全科医生培养制度,提高对全科医学人才培养的重视度,加强规范化、专业化培训,提高全科医学专业人才的培养质量;注重培养机制的可持续性发展,通过系统规范训练,培养合格的全科医学人才,逐步建立健全全科医生培育体系。

在院校教育方面,一是各医学院校可以学习借鉴发达国家的培养方式,即在医学院校的本科教育阶段不独立开设全科医学专业,而是面向全体医学生开设全科医学必修课程,引导医学生在本科阶段树立全科医学观念,吸引更多的医学生选择学习全科医学作为提升学历的努力方向和途径。二是政府向医学院校下放全科医学研究生教育办学自主权,鼓励和支持医学院校将全科医学学科建设和发展成为国家级或省级重点学科,允许医学院校扩大全科医学的硕士研究生招生数量。三是取消专科全科医生的培养,英美等发达国家的全科医生起点高,至少是高中毕业,我国也应提高全科医生的培养起点。政府及相关部门还应控制全科医生的数量,严格把关,不断提升全科医生的综合素质。四是允许医学院校遴选本省市知名的全科医生或优秀临床医生担任全科医学硕士研究生兼职导师。

在现有的全科医生培训方面,一是对已经招收定向全科医学学生的院校，政府有关部门应当指导他们深入基层医疗卫生单位进行基层全科医生需求状况调查研究，有针对性地调整现行的人才培养方案和课程设置，以适应基层全科医生队伍建设的需要，提高培养质量。二是在政策和经费方面支持、鼓励担负全科医生规范化培训的基地医院开展指导教师自身的全科医学培训，提升带教水平和能力，鼓励和支持基地医院扩大培训数量。三是在政策和经费方面支持、鼓励基层医院为全科医生提供机会到香港、北京、上海等全科医学发展较好的城市参加学习培训。

在全科医生培养过程中，基础理论重要，临床实践更重要。英美等发达国家都非常重视医学生的实践环节，在教学中始终将理论与实践紧密结合。由于全科医生培养结束后，他们必须在基层医院工作，直面广大基层群众的疾病治疗和预防保健，因此，全科医生规范化的培养应重在以提高临床操作技能和公共卫生实践能力为主，他们除了要在培养基地临床各科及社区实践平台逐科轮转外，还应学习英美等国家的经验，除了让医学生每周或每个月经常性地到基层公共卫生机构、基层社区和乡镇医院进行临床实践锻炼，还可以让他们在培训期间到基层医院从事半年乃至一年以上的实际工作，这样既可以检验他们的全科医学知识和实践能力，检验培养效果和质量，更可以让他们熟悉基层、了解基层，把握基层群众常见病、多发病的发病规律和治疗规律，有针对性地修正和补充自己的全科医学知识与能力。

（三）注重人文素养的培育，建立固定的医患关系

美国的全科医生以诊所服务、医院服务和护理院服务为主导，服务内容涵盖预防、保健、治疗、康复、健康教育等多个方面，并对慢性病患者和康复期患者进行持续追踪管理，真正实现为个人和家庭提供全面、连续的健康和医疗照顾。由于医患关系相对固定，家庭医生对患者的既往病史和家族史大多比较了解，这样不仅利于家庭医生的诊治，更能够实现诊疗的连续性，

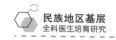
方便追踪随访,实现对患者持续的健康管理。不难理解,这种以家庭医生为基础的医疗卫生服务体系对合理分配医疗资源和改善医患关系非常有益。美国的家庭医生服务患者全家甚至几代人的情况非常常见,家庭医生与患者的关系大多比较和谐,有的犹如朋友甚至亲人一般。

在新形势下,我国全科医生的发展,不仅要凭借较强的专业素养,还需要具有较高的人文素养,英美等发达国家都非常注重构建和谐的医患关系,由于全科医生处在与患者接触的第一线,形成良好的医患关系有助于病例的诊断。全科医生是基层健康管理和诊疗服务的主要提供者,在基本医疗卫生服务中发挥着重要作用。随着社区卫生服务体系的不断完善,全科医生队伍不断壮大,社区卫生服务模式扩大了全科医生的职责范围,丰富了全科医生的服务内容,创新了全科医生的服务方式,在这种背景下,社会对全科医生有了更高的要求。因此,加强全科医生人文素质教育是非常重要的,这种教育对于培养复合型的全科医学人才是一种促进。

首先,转变教育思想观念。作为学校领导就要认识到医学生文化素质教育的重要性、必要性和紧迫性,能够基于医学发展规律,基于社会对全科医生的需求现状,拟定新的医学生人文素质培养计划,明确医学生的人文素质培养目标。另外,要能够为医学生提供自主发展、全面发展的条件,尊重医学生的自主学习生活的权利,为医学生人文素质的培养提供较为宽松的环境。在人文素质培养中,要能够加强培养学生的爱国精神、乐于合作精神,培养学生的社会责任意识,使学生认识到相关素养的重要性。基于这种人才需求发展情况,医学生也需要加强人文知识的学习,加强人文素养的提升。学校要通过教育引导,使学生认识到学医不仅是为了获得金钱,更应该是为了救死扶伤,减轻患者病痛;作为优秀的医生,不仅要研究疾病,在消除病患方面有所建树,更要关心痛苦的患者及其家庭,能够通过自己的医术医治疾病，同时保障病人及家庭的基本权利。

其次，将人文素质教育贯穿于人文精神教育的全过程中。人文素质的养成教育是一个长期的过程，不能一蹴而就，因此，在全科医生培养的始终，都需要贯穿人文精神教育。在人才培养中，要积极营造充满人文气息的育人氛围，以这种环境的熏陶对人才进行潜移默化的影响。另外，在教育过程中，教师也需要能够将人文精神贯穿教育始终，在讲解医学理论知识的同时，要能够兼顾人文精神的融入教育，能够兼顾学生的情感、态度和价值观的引导教育，能够将医学的科学性与人文性结合起来开展教育工作，这样，医学生的专业素养和人文素养才能得到协同发展，学生的综合素养提升才有保障。

最后，人文素质的提升需要借助于学习人文知识来实现。全科医生在工作中不仅面临着疾病，还面临着生活中方方面面的问题，这些问题的解决都需要借助于一定的人文知识。加强全科医生的人文知识教育，医学院校需要能够开设人文社科类课程，开展一些相关讲座，在医学理论课程教育中，融入人文知识教育，不断拓宽学生的人文知识视野，不断丰富学生的精神世界，发展他们的情感智慧。要能够通过人文知识教育，不断提升医学生服务患者的意识，促进医学生全心全意地为社区居民服务理念的形成，不断提升医学生高度的责任意识。

（四）充分发挥中华民族传统中医中药特色，打造中医全科医生人才

中医全科学科建设起步较晚，与综合性西医院相比，工作环境、业务发展、学术地位等都差距很大。加之收入方面的差距，使得中医医院的医务人员大量涌入大型综合性医院，导致的医务人员比例失衡，制约了社区卫生事业的健康发展。社区的中医全科医生相对于专科医生的要求更高，而这不是短期培训和几次考试就能实现的。中医全科医学教育应尽快培养本科

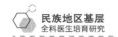

生、研究生等优秀社区卫生服务人员，建立全面的中医全科医学教育体系，形成高素质的为社区卫生服务的中医全科医师骨干队伍，推进社区卫生服务的健康发展。

中医全科医生培养始终坚持结合临床，实行临床教学导师制，采用中医师承的教学方法，开展社区医学实践，提高医学生的临床技能。目前，全科医学的师资力量参差不齐，教学大多由西医临床专业的教师承担，中医全科师资队伍不健全。因此，要加快中医全科医学学科人才队伍建设，形成教学梯队，加强全科教师培训，建立中医全科医学培训基地。组织医生定期到基层医院参加研讨会、讲座、示范，提高其教学能力。在提高教学质量的同时，加强教学质量监控，充分认识中医全科医生标准的特殊性，加大投入，制定相关政策和中医全科医生质量标准，保证人才培养质量。

现代生活社区需要中医全科医生提供高质量的服务，必须加强中医全科人才培养，且学科体系建设要与时俱进。创新理念，构建具有中国特色的中医全科医学体系和社区卫生服务体系，为社区卫生服务的健康、稳定和可持续发展提供保证。

参考和借鉴美国成熟的初级医疗卫生服务和全科医生制度，对于我们增强发展全科医学的信心、完善全科医学相关的制度体系、提高人才培养和学科建设水平具有重要意义。作为肩负培养全科医学人才重任的全科师资，借鉴美国全科医生培养过程中的宝贵经验，以高度负责的职业精神和饱满的热情投入到全科医生培养工作中的同时，我国仍需根据我国国情和全科医学发展的现状，发展具有我国特色的全科医学培育制度，努力培养优秀的全科医生，使我国基层医生素质得以提高，探索出真正适合我国国情的全科医生培养模式。

第五节 法国全科医生培育的经验与启示

法国的全科医学教育以其规范务实、目的性强、计划性高而闻名。完善的全科医生立法是法国全科医生制度发展的根本保障。2010 年,法国最高法院认定全科医学为医学的一个专科,与其他专科享有同等地位。全科医生又称为家庭医生,其能够诊断并治疗疾病,或者将患者转到相应的专科医生处进行治疗。自 2004 年法国医保制度改革以来,参保人必须要指定 1 名"主治医生",全面负责其所有的医疗经历。尽管这种"主治医生"可以是全科医生,也可以是专科医生,但统计显示 99.5%的人都选择了全科医生作为自己的"主治医生"。由此可见,全科医学、全科医生是法国医疗体系中极为重要的一部分。

一、法国全科医生培育模式

法国全科医生和专科医生的培养模式几乎相同,采用"3+3+3"的培养模式,即医学生必须经过 9 年的医学教育(3 年基础课程+临床实习、3 年见习医生、3 年住院医师并通过博士论文答辩)取得博士学位才有资格成为医生,在进行医学各科岗位轮训并到全科医生诊所工作半年后才可成为全科医生。

医学教育第一阶段(LePremierCycledesEtudesdeM6decine,PCEM)的第 1 年称为健康教育公共基础(La Premiere Ann6e commune aux Etudes de Sant6,PAES),面向所有高中毕业或同等学力生源招生。PAES 的学习,主要是生物医学的基础理论学习,总共 8 门课程,包括生理学、生物化学、组织学、胚胎学、解剖学、统计学等基础理论。在 1 年的学习中,每门课程都要参加全国统一考试,并且将总成绩进行全国排名,只有排名非常靠前的学生才

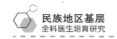
有可能继续接下来的医学学习。统计数据显示,PAES 这 1 年,每年仅有约 16％的学生能顺利通过考试,最终进入正式的临床医学学习。PCEM 第 2 年(PCEM2)和第 3 年(PCEM3)的医学学习包括临床见习和课程学习。见习主要分两次进行,第 1 次是开学前的 2 周护理见习,第 2 次是学年后的 2 个月临床见习。此外,还有每周 1～2 次的床边教学和见习。理论课程方面,一半为医学基础课程,如生物化学、免疫学、遗传学、药理学、病理学等;一半为医学主干课程,包括整合课程,如胸部、腹部、头颈、四肢等,以及单科课程,如皮肤病学、血液病学、儿科学等。

医学教育第二阶段(LeDeuxi～meCycledesEtudesdeMédecine,DCEM)中,医学生在医学院学习课程的同时,也在教学医院担任实习医生。通常半天在医院实习,半天在医学院进行课程学习。部分学校也安排为集中的 3 个月实习和 3 个月课程学习。实习医生通常每 3 个月轮转 1 个科室,在住院医生或上级医生的指导下,执行简单医疗任务、完成病历记录并参与科室值班。在课程学习方面,以临床医学专业课程为主,其中的主干课程又常以系统的形式进行学习,例如心血管系统、呼吸系统、消化系统、内分泌系统、泌尿系统、生殖系统等。也有一些综合型的课程,如环境健康——传染病、疼痛治疗——康复护理、肿瘤——癌症等。选修课程包括疾病的预防与干预、初级急诊外科、寄生虫学、心电图及心血管系统常用检查等。DCEM 的 3 年学习结束后,医学生参加全国执业医师考试,根据全国排名和自己的志愿,选择全科医学作为专业。

医学教育第三阶段(LeTroisi～meCycledesEtudesdeMédecine,TCEM)的学习实际上是作为住院医生,主要是在临床实践中完成的。未来的全科医生必须在教学医院中进行全日制各科室轮转。在上级医生的指导和监督下,独立完成从检查诊断到处方治疗的全部医疗过程。完成医院轮转后,必须在全科医生的私人诊所进行 6 个月的实习。同时,每年还需要完成少量理论课程的学习。全科医生在 TCEM 的 3 年学习结束后,结合自己的兴趣和经验选择研究课题并撰写医学博士论文。常见的课题是基于流行病学、诊断学、治疗方法的统计学研究,也有医学历史研究的课题。经过医学博士论文答辩并通过以后,即可以获得全科医学博士学位。继续教育是法国全科医学教育的一个重要延伸。作为世界上第一个通过"医学继续教育法"的国家,法国的法律规定:从事医疗工作的全科医生或其他必须主动接受医学新知识和新技术的培训、进修和自学;并且必须定期接受强制性的评估。法律同时规定,继续教育的经费占国家工资总额的 0.5%,由政府提供给职工。

法国采用择优、淘汰式的医学教育体系,国家根据需求来确定具体招收人数,以确保医学资源的质量以及合理利用。数据显示,法国医学生在第一年的基础理论学习中,所有科目总分按照全国排名,排名靠后就无法参加后续的学习,每年仅有约 16% 的学生能顺利通过考试。法国医学教育非常重视临床实践能力,在第一阶段学习的后 2 年,约有一半的时间进行见习和床边教学。第二阶段也采用理论与实践相结合的方式,半天在医院实习,半天理论课程学习。同时,法国是世界上第一个将继续医学教育法制化的国家,颁布了《医学继续教育法》,以法律的形式规范了继续教育的目标与要求。政府聘请国内知名的全科医生担任医学继续教育的培训师,他们采取情景教学、角色扮演、案例讨论分析、拓展研究、病例讨论、社会调查、举办学术讲座或学术会议等多种方式进行全科医学教育和实践培训,所聘专家专业知识全面、全科临床经验丰富,因此在全科医生的培养、选拔、评估等方面都很有发言权。

另外,继续教育是法国全科医学教育的一个重要延伸。一方面,法国的全科医生继续医学教育是强制性的,法国医师公会规定全科医生每 3 年需要

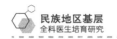
修满 150 学分,否则取消执业资格;另一方面,全科医生都能够比较自觉地参加继续医学教育活动,学习的主动性较强。继续教育主要由大学和医学院负责,法国教育学会、医学理事会、医师学会等机构也大力参与,提供不同层次、多样化的课程。从内容上分,有以兴趣为中心和以服务为主的项目;从时间上分,有长期和短期课程;从类型上分,有应用型和研究型的训练;从专业上分,有前沿进展和交叉学科的讲座。除此之外,还可以通过订阅医学杂志、参加报告会、医疗研究分析、病例讨论、流行病学调查等方式进行。参加专题的医学学术会议也是继续教育的有效方法。全科医生的继续教育由国家继续医学教育委员会直接领导和统一规划,保证了继续医学教育的质量。

二、法国全科医生培育的经验和启示(借鉴)

(一)规范全科医生培养标准,从制度和法律层面推进全科医学的发展

法国全科医生的制度形成了层次分明的医疗卫生服务体系和实际的全科医生法律,一定程度上保证了全科医生制度的成功实施,促进了医疗卫生服务系统的平稳发展。我国应将域外经验与实际国情相结合,建立适合我国实际的全科医生法律,完善我国医疗卫生体系。

中国尚未建立起一套完善的全科医生培养体系,缺乏完善的在职继续教育培训机制,全科医生培训的质量监督和控制、考核评估标准仍不统一。同时,针对全科医生,尚未形成完备的法律规范。为此,应立足于中国国情,借鉴法国的经验,完善全科医生立法,确定全科医生的定义、执业准入条件、执业范围、权利及义务,使全科医生得到法律确认,在提高全科医生医疗服务能力的同时提高其社会认可度。

我国培养全科医生的"5+3"模式存在很多不规范之处,为了规范培养,政府应加快制定与全科医学制度建设相关的政策和法律、法规,从制度和法

律层面推进全科医学的发展。教育部和国家卫生行政部门应抓紧制定统一的医学院校全科医学教育教学质量标准、统一的课程设置标准、统一的师资培养标准以及统一的临床实践基地标准，组织医学专家编著统一的全科医学教材，制定统一的全科医生临床技能标准和临床训练规范，规范全科医生教育培训行为。国家卫生行政部门应学习借鉴发达国家的经验做法，组织全科医学专家实时跟踪考察各医学院校和各地全科医生培训基地对规范化培养大纲的执行情况，并予以监督和指导，及时发现问题，完善培养标准。

我国实行分级诊疗制度，明确全科医生在分级诊疗制度中的定位与职责。首先，应立法确立一个分层次的医疗卫生服务系统；其次，强调初级卫生保健的重要性，即基层首诊的重要性；最后，明确全科医生在基层首诊中的职责作用，以及其在整个卫生系统中"守门人"的定位，重点突出首诊与转诊职责。《中华人民共和国基本医疗卫生与健康促进法》已对此做出相应规定，其中第三十条规定："国家推进基本医疗服务实行分级诊疗制度，引导非急诊患者首先到基层医疗卫生机构就诊，实行首诊负责制和转诊审核责任制，逐步建立起基层首诊、双向转诊、急慢分治、上下联动的机制，并与基本医疗保险制度相衔接。"

立法应规定全科医生定义。定义应包含全科医生的执业资格、注册准入条件及执业范围。首先，规定必须经过国家执业医师资格考试并取得合格证书后才可以注册为全科医生，这在严格要求全科医生资质的同时也给居民一个心理保障，让居民知晓全科医生也是经历过医学领域权威认定的合格医疗人才，使其信任全科医生的执业水平和质量。其次，现行全科医生准入条件虽然导致全科医生的注册率较低，但准入标准不应降低。部分全科医学生认为自身接受了与专科医学生同等的教育，却未在就业中享有与专科医学生同等的薪资待遇和社会地位，这是全科医生注册率较低的重要

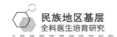

原因之一。针对这一现象，不能降低对全科医生的准入要求，而是应该着重提高全科医生在工作中对个人职业的满意度，包括提高薪资待遇、社会地位，增加科研、进修、职称晋级机会等。减少在基层工作的全科医生与在高级别医院工作的专科医生之间的薪资差距，扭转其"三级医院可以提供更大更好平台"这一观念。最后，定义应明确全科医生的执业范围，《国务院关于建立全科医生制度的指导意见》（国发〔2011〕23号）中将全科医生的执业范围定义为："主要在基层承担常见病多发病预防保健、诊疗和转诊、患者康复和慢性病管理、健康管理等一体化服务"，可以将这一范围进一步法律化。可以通过调查数据进一步具体到常见病和多发病的病种、预防保健内容、患者康复项目、健康管理内涵。在规定全科医生的执业范围时应特别注意减轻其工作负担，使全科人才更专注于自身医学知识与临床技能的提高，有更多精力从事健康教育与管理。

立法应规定全科医生权利。应在保证全科医生享有与专科医生相同权利的同时，增加全科医生的其他权利。（1）针对患者愿意选择二、三级医疗机构就诊致使全科医生失去诊疗权利这一现象，可以借鉴上述国家的做法，依法确立基层首诊，患者患病时必须先到全科医生处就诊，由全科医生依据病情决定是否转诊。（2）建议放宽全科医生的药物使用目录，保障其药物处方权。（3）建议立法保障基层医疗卫生机构的设施设备齐全，使全科医生获得与本人执业活动相当的医疗设备基本条件，保障其检查权。（4）针对全科医生在从事医学研究、继续教育、职称晋升等方面相较于专科医生机会较少的问题，应立法保障其发展权的享有与实现。（5）针对全科医生上门服务风险较大的现况，可借鉴匈牙利的做法，明确全科医生提供上门服务的合法性，并给予其在上门服务期间的法律保障。

立法应明确规定全科医生的义务。在赋予全科医生权利的同时，应以法律形式规定全科医生在执业过程中应当履行的义务。在《中华人民共和国执业医师法》(1998 年 6 月 26 日中华人民共和国主席令第 5 号)规定的医生应遵守的法律法规、遵守技术操作规范、尽职尽责为患者服务、尊重患者、保护患者的隐私、更新知识、提高专业技术水平的基础上，还应针对医生和患者进行广泛调查，以确定全科医生应当承担的义务方向与具体内容，以数据为基础的有关立法才是真正完善全科医生制度的有效手段。

(二)完善全科医生继续教育培训模式

在大多数国家，对全科医生的继续教育贯穿了医生整个职业生涯，这保证了医生医疗知识的及时更新与技术的不断改进。充分利用现代化教学手段和通信工具，采取讲座、经验交流、学术研讨和远程网络等多种方法开展的继续教育，不仅降低了培养成本，更有效地提高了培养的效率。我国全科医生队伍的现状是高素质人才较少、年龄结构和职称结构不合理。加强对在职全科医生技能培训，及时更新他们的知识结构，不但有助于提高我国全科医生的素质水平，更将促进我国全科医学整体水平的提高。

强化政策和财政支持，提供基础保障。普及全科医生继续教育培训模式，提高全科医生继续教育培训效果，必须加强政府、学员所在单位、学员自身、培训机构等多方对继续教育培训的重视程度，让其真正意识到全科医师继续教育的重要意义。参考全科医学继续教育的国际经验可知，使全科医生继续教育模式制度化是解决这一问题的关键所在。因此，政府应出台并完善相关法规政策使全科医生继续教育制度化、规范化，从制度上保障全科医生继续教育的重要地位。在强化政策保障的同时，必须加大专项财政的投入。资金投入方面应在依靠政府为主导的同时，争取国内外一些基金会的支持，成立全科医生培训特殊基金，且对基金的使用做到专款专用。通过强化政策和财政的双重支持，提高学员学习的主动性、积极性，进而扩大继

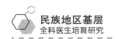
续医学教育的普及度,同时为全科医生继续教育培训体系的构建提供保障。
加强基地建设,搭建优质教育平台。全科医生继续教育基地是全科医生培训的主要场所,对培养合格的全科医师至关重要。基地的选择与建设,要高标准、严要求,要从组织管理、教学条件(包括师资队伍、教学设备等)、教学管理等多方面符合国家《全科医学临床培训基地基本要求》和《全科医学社区培训基地基本要求》,不能出现以次充好的情况,同时要在保障质量的前提下满足数量需求,处理好质量与数量的关系。对于已有的培训基地要定期考察审核,去粗取精,以保证其质量。

加强师资队伍建设,保障培训的质量。教师是影响教学质量的关键因素。缺少合格的全科医学师资队伍,全科医生的继续教育就难以实现目标。针对我国目前全科医学师资队伍人员少、质量低、不稳定等情况,我们应在政府的相关政策指导下,在政府资金的资助下,学习和借鉴国外全科师资培养的成功经验,充分利用医学院校附属医院的教学资源,加强全科医学师资培训工作。在师资培训中要"对症下药",即针对不同的培训对象采取不同的培训内容。对于医学理论知识及医疗水平偏高的临床师资,培训内容注重全科医学的理念和知识的灌输,注重体现全科医学思维方式,使他们能在本专科熟练的医疗技术基础上,将各专科知识有机地结合起来。而对于理论知识及医疗知识水平偏低的社区师资,培训内容应着重在社区卫生服务方式及管理、常见疾病的处理、沟通与交流技巧、心理和精神卫生宣教、康复指导等内容上。这样有针对性的培训,既节省了培训时间,又提高了教师自身的综合素质,有利于在短期内建立一支素质优良、结构合理的全科医学师资队伍。此外,还应制定相关的激励机制,给予一定的优惠政策,以增强全科医学师资的岗位吸引力,减少优秀师资的流失。

合理安排培训内容,提高培训的效率。全科医生是社区卫生服务"六位一体"的直接执行者，其服务对象涵盖不同性别、年龄的人，其服务内容涉及生理、心理、社会各层面的健康问题，这就要求继续教育培训工作不能局限于纯生物医学范畴，而应从单纯的"生物模式"向"生物—心理—社会"医学模式转变，重视心理学、社会学等教育的开展。针对目前培训内容针对性、实用性弱的问题，我们建议在开展继续教育培训前，培训机构等相关部门应提前针对培训学员个人的能力基础及社区卫生服务实际需求进行调查分析，结合循证医学证据，把握培训的方向与重点，科学设计与安排适合不同人员的培训课程，做到因人施教、因地施教、按需施教，提高继续教育培训效率。

建立全方位评价监督体系，促进培训的改革。评价是教育教学质量监控的基本手段。在全科医学继续教育的发展中，我们应建立完善的评价监督体系，对继续教育培训各环节进行全方位量化考核，及时发现不足，促进培训政策、基地建设、师资培训、课程安排等不断改革及完善，全面提高我国全科医生继续教育的培训效果。我国建立评价监督体系，要从成立专门的负责机构和构建全科医生继续教育质量评价体系着手，在实际考评监督工作中，借鉴国内外成功经验，不断完善，最终建立科学有效的全科医生继续教育质量评价监督体系。

（三）不断丰富全科医生培育体系，培养高质量、高水准的实用性人才

建立系统培养全科医生的机制。西方全科医学教育在人力资源配置，教育培训机构构成，考核机制（考核对象、考核内容、考核标准），培养所达到的胜任能力等方面具有系统性、科学性、整体性的特点。中国全科医学教育重点在学校教育，毕业后教育（全科住院医师培训）在积极开展中。目前在学校教育中主要确定了全科医学属于临床医学，开设了相应的"社会医学"、"全科医学概论"、"社区卫生服务及管理"等课程，这些课程对于我国目前全科医学的发展尤为重要，这些课程是否是"走过场"，关系到学生将来的执业

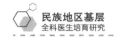

水平。学校教育的主体是高等医学院校,学校应按照全科医学的理念改革全科医学教学,其中包括改革课程设置,来适应社会对全科医师的需求,增加有关全科医学概念、理论的课程;将基层医疗保健的基础知识和实践内容纳入专业核心课程;正确理解和认识全科的概念、宗旨及全科医师的角色特点,掌握基层医疗的基本知识和技能。对于非全科医学的学生,也需要了解全科医学的基本概念,日后在工作中能更好地协调与全科的关系。因此,对于全科医学教育来说,需要有系统的理念,建立一套体制机制。

建立全科医生的胜任能力标准。有研究者提出,我国全科医生的胜任能力为,通过全科医学教育,医学生树立"群体—预防—环境"的观念,适应医学模式的转变;树立初级卫生保健的策略、人群健康的工作重点、社区的工作范围是全科医学生的价值理念;学生能综合运用医疗、预防、保健、康复、健康教育、计划生育等知识的健康服务的技能;增强学生作为一名医生对患者和人群健康的责任感;学生能进一步理解初级卫生保健和健康教育的重要性。完成从单一型人才向复合型人才转变,从培养单纯医师向掌握医疗、预防、保健、康复、健康教育、计划生育等卫生服务本领的新型医师转变。目前,在校的医学生教育需要学校教师和实践基地教师的密切配合,需要学生在校扎实地学习基础知识和理论,在实习或者见习中能学以致用。

尝试建立遴选全科医生师资的标准。学校教育之后是住院医师培训,在全科住院医师培训阶段,全科医学生全面地掌握基层卫生服务和全科医疗服务的技能和工作方式,在教师指导下遵循全科医疗的基本原则,为社区居民提供相对独立的全科服务工作。中国全科医生的师资要求不仅关系全科医学社区教学基地的发展,也关系到全科医学生、全科住院医师的成长。全科医学社区教学基地不仅承担着医学生的教学工作,还承担着全科住院医师学员的更高层次培训。因此,对教学基地的基本条件要求较高,对教师的条件要求较高,必须有一定的群防群治、疾病谱等知识。既往关于师资标准的研究，大多强调师资的临床知识和技能要宽广扎实，应具备一定的学历和 2—3 年社区工作经历。那么，有必要对师资的学历和工作经历提出要求。医生应具备社区诊断知识和技术、预防和保健知识，从社区卫生服务的功能来看，全科医生应具有一些临床各科技能，包括内科常见病诊疗、急诊急救技术等。教师也应有带教的意愿、教育的相关知识和技能。师资遴选的条件，一方面要求是合格医生和优秀全科医生，因为他们已经具备基本临床技能，所以不再是师资培训的重点，另一方面是教育学知识和技能是否通过考核。如重视遴选职业素养好的全科医生担当师资工作，并每年评选，奖励优秀带教教师；可采用教育学的课程教育和出外培训等方式以不断提高教育教学的技能。而且教师还应具有一些预防医学的知识和技能，人文、社会科学、法律道德的知识也要全面，具有一定人际交流能力，符合现阶段中国社区卫生服务工作模式转变需求。除此之外，还应及时增加业务培训，及时更新医学知识，了解医学新进展。

鉴于目前我国与英国在卫生体制上的差异，医疗保险制度对卫生服务体系的控制力不够强，专科医生拥有更高的专业地位和较强的市场竞争力，难以利用外部因素促成全科医生制度建立。可以学习借鉴英国做法，通过行政管理和立法等强制手段加强对卫生服务体系的控制力，为全科医生的发展打好基础。

总　结

没有全民健康，就没有全面小康。近年来，各地全面加强全科医生队伍建设，采取多种措施确保全科医生能够"下得去、留得住、用得上、干得好"。全科医生骨干带动作用不断增强，全面提升了基层公共卫生和基本医疗服务能力，全科医生基层健康"守门人"的角色愈发凸显。经过一系列的发展，我国全科医生队伍建设取得重要进展，截至 2018 年年底，全国经培训合格的

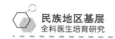

全科医生已达 30.9 万人,每万名居民拥有全科医生上升到 2.2 人,这组数字意味着我们已经提前完成国家在《关于改革完善全科医生培养与使用激励机制的意见》中设定的工作目标:到 2020 年,城乡每万名居民拥有 2～3 名合格的全科医生,还意味着我们离 2030 年城乡每万名居民拥有 5 名全科医生的愿景又近了一步,更意味着我们身边的健康网底越织越牢靠,更能满足基本健康需要。正如中国医师协会原会长张雁灵说:"我们已培养了一支 30 多万人的全科医师队伍,并推开了家庭医生签约服务,为推进医改与分级诊疗提供了极为重要的人才支撑。"

建立全科医生制度是保障和改善城乡居民健康的迫切需要,是提高基层医疗卫生服务水平的客观要求,是促进医疗卫生服务模式转变的重要举措。就数字而言,全国经培训合格的全科医生已达 30.9 万人,但与人民群众日益增长的健康需求相比,我国全科医生队伍建设还需提升质量水平,因此,就国外比较完善的全科医生培育模式,我国必须要做到取其精华,去其糟粕。与此同时,坚持实事求是,一切从实际出发,坚持突出实践、注重质量,以提高临床实践能力为重点,规范培养模式,统一培养标准,严格准入条件和资格考试,切实提高全科医生培养质量;坚持创新机制、服务健康,改革全科医生执业方式,建立健全激励机制,引导全科医生到基层执业,逐步形成以全科医生为主体的基层医疗卫生队伍,为群众提供安全、有效、方便、价廉的基本医疗卫生服务;坚持整体设计、分步实施,既着眼于长远,加强总体设计,逐步建立统一规范的全科医生制度,又立足当前,多渠道培育全科医生,满足现阶段基层对全科医生的需求。

参考文献

[1]张鲁康.英美社区医疗服务模式比较及对我国的启示[J].当代经济,2017 (18):10-11.

[2]徐静,钱东福.国外全科医生的薪酬支付方式探讨[J].中国卫生人才, 2015 (1):28-30.

[3]刘宏.中美医疗卫生体系主要特点的对比研究[J].中国保健营养,2012, 22 (8):1033-1034.

[4]刘露,王丽丹,任嵩,等.安徽省全科医生培养现状分析[J].医学与社会, 2014 (9):77-79.

[5]姜春燕,李敏,陈海平.加强医学人文关怀,用"情"改善医患关系[J].临床 和实验医学,2014,13(4):330-332.

[6]张雪,杨柠溪.英美分级诊疗实践及对我国的启示[J].医学与哲学(人文 社会医学版),2015,36(7):78-81.

[7]刘侃,刘钰晨.法国全科医学现状、教育制度及对我国的启示[J].中国全 科医学,2017,20(1)1:6-9.

[8]刘钰晨,梁勇.法国医学教育制度分析及其启示[J].江汉大学学报(自然 科学版),2013,41(2):107-112.

[9]Decree NO. 2011-2116 of the Dec. 30th 2011 relate to professional devel- opment of medical doctor[Z]. 2012.

[10]王雄国,吴仁友,陈桂林.法国继续医学教育制度研究概述[J].继续教 育,2015,29(5):73-75.

[11] 宗文红,王斌,李哲,等.中法全科医生培训项目对我国全科医生培养的启示[J].中国全科医学,2011,14(13):1456-1458.

[12] 闫群,笪宇蓉,贺江萍.美、英、法、澳全科医生继续医学教育模式的启示[J].中国高等医学教育,2017(5):24-25,28.

[13] 黄美娟,邱科,包睿,等.全科医学生职业信心现状研究[J].中国全科医学,2018,21(25):3123-3127.

[14] 刘娟,陈志勇.试论全科医师继续医学教育质量保障体系的构建[J].重庆医学,2012,41(17):1779-1780.

[15] CHEN T H,DU Y P,SOHAL A,et al. Family medicine education and training in China [J]. British journal of general practice,2007,57(541):674-676.

[16] 门寒隽,韩建军.当前我国全科医学师资队伍建设中的问题及对策[J].中国全科医学,2006,9(3):185-187.

[17] 王晓龙,王丽华,宗建春,等.以急诊医学为依托的全科医学培养模式探讨[J].医学与哲学,2014,35(1B):81-83.